210 Anaesthesiologie und Intensivmedizin Anaesthesiology and Intensive Care Medicine

vormals „Anaesthesiologie und Wiederbelebung“
begründet von R. Frey, F. Kern und O. Mayrhofer

J. Schäffer

Anaesthesie in der Augenheilkunde

Zur Wahl des Anaesthesieverfahrens bei geriatrischen Patienten

Geleitwort von S. Piepenbrock

Mit 37 Abbildungen und 10 Tabellen

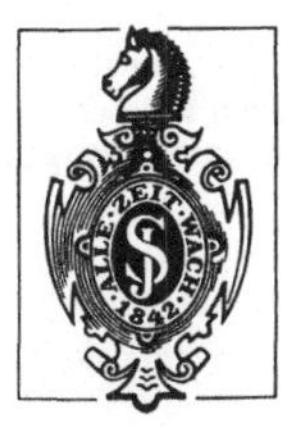

Springer-Verlag
Berlin Heidelberg New York
London Paris Tokyo

Priv.-Doz. Dr. med. Jürgen Schäffer
Abteilung Anästhesiologie II, Medizinische Hochschule Hannover
Konstanty-Gutschow-Straße 8, D-3000 Hannover 61

ISBN-13:978-3-540-50838-0 e-ISBN-13:978-3-642-74528-7
DOI: 10.1007/978-3-642-74528-7

CIP-Kurztitelaufnahme der Deutschen Bibliothek
Schäffer, Jürgen: Anaesthesie in der Augenheilkunde: Zur Wahl des Anaesthesieverfahrens bei geriatrischen Patienten / J. Schäffer. Geleitwort von S. Piepenbrock.
Berlin; Heidelberg; New York; London; Paris; Tokyo: Springer, 1989
(Anaesthesiologie und Intensivmedizin; 210)
ISBN-13:978-3-540-50838-0 (Berlin ...) brosch.

NE: GT

2119/3140-543210 - Gedruckt auf säurefreiem Papier

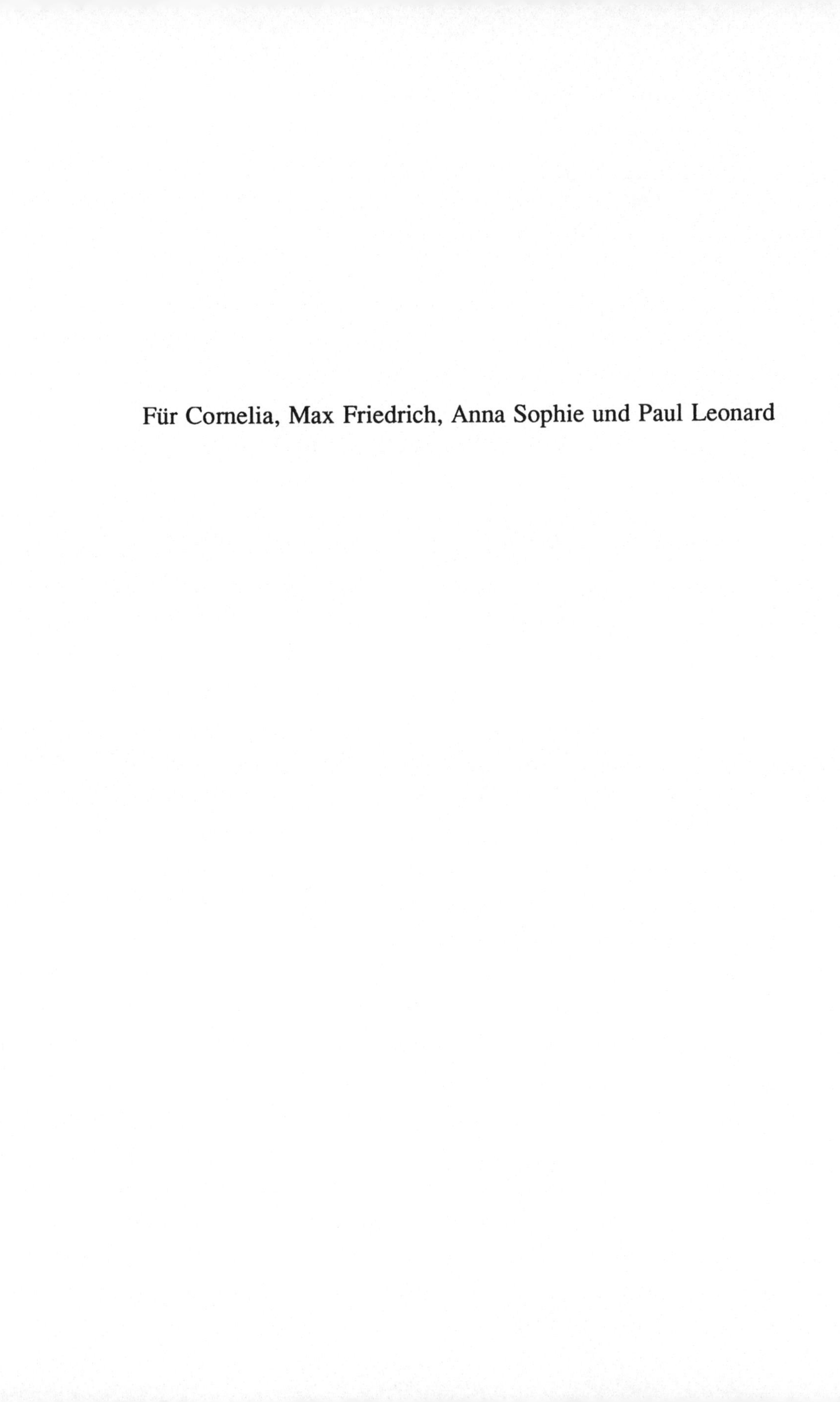

Für Cornelia, Max Friedrich, Anna Sophie und Paul Leonard

Geleitwort

Die Entwicklung der modernen Anästhesie hat (zusammen mit der Entstehung der Intensivmedizin) ganz wesentlich zur Erweiterung der operativen Möglichkeiten und zum Fortschritt der operativen Medizin beigetragen. Ein Thema ist jedoch in der anästhesiologischen Literatur bis heute ausgesprochen stiefmütterlich behandelt, nämlich die Anästhesie in der Augenheilkunde. Das mag damit zusammenhängen, daß die Ophthalmologie von den anästhesiologischen Anforderungen her eher als ein "kleines" Fach gilt. Entscheidend hierfür war aber wohl, daß der Ophthalmochirurg fast alle Augenoperationen in Lokalanästhesie ausführen kann und damit unabhängig vom Anästhesisten arbeiten kann.

In der letzten Zeit hat jedoch bei zunehmendem Alter der Patienten und immer differenzierteren und damit auch länger dauernden Eingriffen die Indikationsstellung zur Lokal- oder Allgemeinanästhesie einen neuen Stellenwert erhalten. Eine Allgemeinanästhesie vermag sicherlich optimale Operationsbedingungen zu schaffen, sie bedeutet aber möglicherweise eine größere Belastung für den Gesamtorganismus, als dies bei der Lokalanästhesie der Fall ist.

Es ist das Verdienst von J. Schäffer, daß er sich der klinisch so wichtigen Fragestellung angenommen hat, welches Anästhesieverfahren insbesondere bei den in der Regel multimorbiden geriatrischen Patienten von Vorteil ist. Hierzu gibt es bislang praktisch nur Verlautbarungen, die einen allgemeinen Eindruck wiedergeben, nicht jedoch konkrete Daten. Für eine Optimierung des notwendigen Anästhesieverfahrens, gerade bei den mit so vielen Begleiterkrankungen behafteten alten Patienten, sind jedoch Meßdaten und klinisch prospektive Studien erforderlich.

Dafür, daß er sich der Aufarbeitung der Problematik für und wider Allgemeinanästhesie oder Lokalanästhesie in der Ophthalmochirurgie in so klarer Form angenommen hat, gebührt Herrn Schäffer Anerkennung und Dank.

Möge das Buch dazu beitragen, daß gerade auch im speziellen Bereich der Ophthalmochirurgie die perioperative anästhesiologische Versorgung optimiert wird, unter anderem auch dadurch, daß es Anstöße liefert für weiterführende Untersuchungen.

Hannover, im Januar 1989 *S. Piepenbrock*

Inhaltsverzeichnis

1 Einleitung

Nach der Einführung des Kokains durch Koller 1884 wurde die Lokalanästhesie in der Ophthalmochirurgie etabliert [154]. Sie fand schnell weite Verbreitung und wird auch heute wegen ihrer einfachen Durchführbarkeit, der geringen Belastung der Patienten und der Unabhängigkeit vom Anästhesisten vielerorts bevorzugt.

Demgegenüber heben die Befürworter der Allgemeinanästhesie in der Augenchirurgie die optimalen Operationsbedingungen am Auge und den Vorteil, sich nur auf das Operationsfeld konzentrieren zu können, hervor [185]. Unterstützt werden diese Argumente insbesondere auch durch die Berichte über Komplikationen bei der Regionalanästhesie [7, 185]. Die Weiterentwicklung der anästhesiologischen Methoden in den letzten Jahren hat eine Behandlungsmöglichkeit in Allgemeinanästhesie auch der Patienten möglich gemacht, die bis vor kurzem nicht als narkosefähig galten, und damit zu einer vermehrten Anwendung der Allgemeinanästhesie geführt [7, 77,107, 197].

Trotz der guten Gründe für das eine oder das andere Vorgehen bei der Anästhesie in der Ophthalmochirurgie gibt es kaum kontrollierte, prospektive Studien, die eine Entscheidung für das eine oder andere Verfahren zulassen. Häufiger zu finden sind jedoch allgemeine Übersichten aus dem ophthalmologischen [32, 215] oder anästhesiologischen Bereich [4, 7, 77, 56, 107, 123, 142, 164, 178, 217].

Gut untersucht und in mehreren Übersichtsartikeln beschrieben sind hingegen die Veränderungen des intraokularen Druckes unter den verschiedenen Bedingungen der Anästhesie (Medikamente, Atmung und Beatmung, Hämodynamik, [11, 50, 57, 58, 99, 124, 178, 183]).

Neben dem Verhalten des intraokularen Druckes sind aber die perioperativen Veränderungen der Atmung, der Hämodynamik, des Wohlbefindens, d. h. der Streß und die Schmerzreaktionen, die allgemeinen Operationsbedingungen und nicht zuletzt der

"Outcome" der Patienten für die Entscheidung bedeutend, welches Anästhesieverfahren angewendet werden soll.

Bei einigen Patientengruppen steht allerdings die Indikation zur Allgemeinanästhesie bei ophthalmologischen Eingriffen außer Frage [154]:

1. Kinder,
2. nicht kooperative Patienten,
3. Patienten mit einer Unverträglichkeit auf Lokalanästhetika.

Ansonsten ist die Indikationsstellung zur Wahl des Anästhesieverfahrens nicht durch entsprechende Untersuchungen sicher belegt. Das gilt insbesondere für einen großen Anteil der geriatrischen Patienten in der Ophthalmochirurgie.

1.1 Literaturübersicht

1.1.1 Morbidität und Mortalität bei Operationen in der Augenheilkunde

Die Mortalität bei Augenoperationen liegt bei einem retrospektiv untersuchten Kollektiv von 47000 Patienten bei 0,1 % [158]. Sie ist damit gering niedriger als in der Allgemeinchirurgie und bei Allgemeinanästhesie oder Lokalanästhesie gleich anzusetzen, wobei sie von der Patientenauswahl abhängt. Bei einer Untersuchung von 461 Patienten mit extrakapsulärer Kataraktextraktion mit posteriorer Linsenimplantation fand Pearce eine Sterblichkeit von 0,76 % in der ersten Woche postoperativ [148]. Im untersuchten Kollektiv waren 85,4 % in Intubationsnarkose, 11,7 % in Lokalanästhesie und 2,8 % in einer Kombination von beidem operiert worden. Das Auspressen des Bulbus trat mit 7,6 % in der Kombination und 7 % bei Lokalanästhesie häufiger auf als bei Intubationsnarkose (3,8 %). Bei je 22 Patienten wurde eine postoperative Befragung durchgeführt, die ergab, daß die Häufigkeit von Erbrechen in der Allgemeinanästhesiegruppe höher war und die Zeit bis zum Wohlfühlen länger dauerte. Dennoch würden mehr Patienten wieder eine Allgemeinanästhesie wählen. Postoperative Schmerzen traten in der Lokalanästhesiegruppe häufiger auf.

In einer retrospektiven Studie an 11000 Patienten fanden Hallermann und Rüdiger bei Lokalanästhesien 2,4mal so häufig Lungenembolien [75]. Demgegenüber traten nach Intubationsnarkosen häufiger Herz-Kreislauf-Erkrankungen auf. Dennoch bestand kein Unterschied in der Letalität.

Dash et al. halten die koronare Herzkrankheit, Diabetes und Hypertonus für die häufigsten präoperativen Probleme, während intraoperativ Herzrhythmusstörungen im Vordergrund stehen [53].

Das hohe Risiko der in der Augenheilkunde, vor allen Dingen in der Kataraktchirurgie operierten Patienten, schlägt sich auch in einer Übersicht von Searle nieder [182], der bei 144 Patienten in 53,3 % eine Vorerkrankung fand. 50 % dieser Patienten nahmen Tabletten ein. Drei mußten wegen zu großer Narkoserisiken von der Intubationsnarkose ausgeschlossen werden. Als Komplikation ließen sich 2 Patienten nicht intubieren, einer hatte eine Hypotension aufgrund eines Herzinfarktes vor 3 Tagen, und bei je einem Patienten trat ein intraoperativer Herzstillstand bei Rechtsschenkelblock oder ein Apoplex am ersten postoperativen Tag auf.

Lynch et al. verglichen 2217 Patienten, die eine Kataraktoperation unter Allgemeinanästhesie erhielten, mit 561 Patienten, die in Lokalanästhesie operiert wurden [122]. Die Autoren mußten feststellen, daß der Glaskörperverlust in beiden Gruppen mit 3,5 % unter beiden Anästhesieverfahren gleich häufig war. Das galt auch für das Auftreten von Übelkeit und Erbrechen. Ein Irisprolaps war mit 0,09 % unter Allgemeinanästhesie deutlich geringer als unter Lokalanästhesie (0,17 %]. In einer weiteren Veröffentlichung dieser Gruppe berichtet Wolf aus dem gleichen Kollektiv über einen tödlichen verlaufenden Myokardinfarkt in der Allgemeinanästhesiegruppe [216].

Romano et al. konnten in einem pädiatrischen Kollektiv ophthalmologischer Patienten, die in Allgemeinanästhesie operiert wurden, eine reversible perioperative Morbidität von 12,9 % finden [162].

Pro Allgemeinanästhesie

In einer allgemeinen Übersicht sprechen sich Hommer et al. für die Allgemeinanästhesie aus, da sie bessere Operationsbedingungen biete [85]. Zu dem gleichen Ergebnis kommen auch Artis et al., die 29 in Lokalanästhesie operierte Patienten mit 120 in Allgemeinanästhesie operierten vergleichen [20]. Sie sahen, daß in Allgemeinanästhesie gute Ergebnisse erreicht werden und daß auch das Alter keinen Ausschluß von einer Allgemeinanästhesie bietet.

Gerade für ältere Patienten empfehlen auch Martin et al. die Allgemeinanästhesie [131], da hier die Patienten vollkommen ruhig sind, das Auge völlig weich und weder die Okulopression noch osmotische Medikamente eingesetzt werden müssen.

Auch Kutschera et al. favorisieren die Allgemeinanästhesie, wobei sie aufgrund der guten Beeinflussung des Augeninnendruckes die Neuroleptanalgesie bevorzugen [110].

Dieses Verfahren bevorzugen auch Gross et al. [72], wobei jedoch eine leistungsfähige Anästhesieabteilung als Voraussetzung angesehen wird.

Neben der völligen Ruhigstellung des Patienten ist ein weiterer Vorteil der Allgemeinanästhesie, daß kein Zeitdruck besteht und der Patient optimal betreut ist [98]. In einer Dreijahresstatistik wird gezeigt, daß die postoperativen Komplikationen nicht häufiger sind als nach Lokalanästhesie, wenn eine rechtzeitige Mobilisation beachtet wird.

Pro Lokalanästhesie

Pearce bevorzugt vor allem bei Patienten über 80 Jahre und bei Diabetikern die Lokalanästhesie, wobei er jedoch beide Methoden für gleich gut hält [148].

In einem Kollektiv von 1000 Patienten mit Kataraktextraktion fanden Snow et al. unter Lokalanästhesie weniger Komplikationen als unter Intubationsnarkose [193]. Hier wird die Meinung vertreten, daß die Lokalanästhesie unter der Voraussetzung sicherer sei, daß sowohl Respiration als auch kardiovaskuläre Funktion überwacht werden. Die Häufigkeit von Reinfarkten unter Lokalanästhesie bei Augenoperationen ist weniger häufig als nach Operationen in "großer Regionalanästhesie" bzw. in Allgemeinanästhesie [24, 25].

Buschmann et al. fanden, daß bei Linsenextraktionen expulsive Blutungen unter Halothannarkosen doppelt so häufig sind wie unter Lokalanästhesie [37]. Besonders gefährdet sind Frauen und Patienten mit einem hohen intraokularen Druck bzw. mit Verletzung oder Voroperationen des Auges in der Anamnese. Die Blutungshäufigkeit kann durch die Verwendung von Vasostriktoren herabgesetzt werden. Daher sollte lieber Ethrane in Kombination mit einer Lokalanästhesie verwendet werden.

Für die Überwachung der Patienten durch einen Anästhesisten sprechen sich auch Brinkley et al. aus [36], die fanden, daß es außer dem Alter keine prädisponierenden Faktoren für Komplikationen in der Kataraktchirurgie gibt.

Nach der Meinung von Allen et al. können bei Anwesenheit eines Anästhesisten auch Patienten in Lokalanästhesie ophthalmochirurgisch operiert werden, bei denen eine Allgemeinanästhesie kontraindiziert ist [15], wobei jedoch nach Meinung dieser Autoren eine intraoperative Sedierung durchgeführt werden soll.

Ehrenberg et al. konnten nach Allgemeinanästhesie in der Augenheilkunde häufiger postoperativ Erbrechen verzeichnen als nach Lokalanästhesien [62]. Sie ziehen daher die Lokalanästhesie vor. Erbrechen, das nach nichtintraokularen Eingriffen am Auge häufiger ist als nach intraokularen, läßt sich auch durch die intraoperative Behandlung mit Antiemetika nicht verhindern [209]

Sehr weit gehen Mekler et al. [133], die die Retrobulbäranästhesie durch einen Anästhesisten durchführen lassen und für die Durchführung der Lokalanästhesie die gleichen Ausschlußkriterien fordern wie für Allgemeinanästhesien.

Lokale und systemische Folgen der Retrobulbäranästhesie

Lokal toxische Effekte der Lokalanästhetika werden für eine vorübergehende oder andauernde Muskelschwäche verantwortlich gemacht, die zu postoperativen Doppelbildern und Lidschwächen führen kann [160].

Eine bekannte Komplikation der Retrobulbäranästhesie ist die Betäubung des Hirnstamms. Chang et al. konnten in 5 Jahren 7 Fälle beobachten [43]. Als Mechanismus wird von Rosenblatt et al. ein retrograder Fluß des Lokalanästhetikums in die A. carotis und von dort aus anterograd in das Stammhirn angenommen [165]. Diese Arbeitsgruppe berichtet über einen Kreislaufstillstand nach retrobulbärer Injektion von 4 ml eines Bupivacain-Mepivacain-Gemisches. Smith berichtet über 4 Fälle beatmungspflichtiger Atemstillstände 15 - 20 min nach der Injektion von 0,75 %igem Bupivacain zur Retrobulbäranästhesie [187, 188]. Er fordert die perioperative Überwachung des Patienten durch einen Anästhesisten. Die Häufigkeit der Hirnstammanästhesie wird von Hamilton mit 3 Fällen bei 1500 Retrobulbäranästhesien angegeben [76]. Er nimmt als weiteren Mechanismus die Penetration des Bupivacain entlang des N. opticus an. Nach Änderung der Injektionstechnik konnte diese Komplikation bei 1000 Fällen nicht mehr gesehen werden.

Hirnstammanästhesien werden aber auch nach Stellatum- und Trigeminusblockaden gesehen [135]. Es muß als möglicher Mechanismus auch die Verletzung der Meningen angenommen werden.

Diesen Mechanismus halten auch Javitt et al. für die Ursache der Lähmung von Hirnnerven nach Retrobulbäranästhesien [90], die sie bei 8 Patienten beobachteten, von denen 6 einen Atemstillstand hatten. In dieser Arbeit werden aber auch andere mögliche Ursachen beschrieben. Dies können paradoxe oder allergische Reaktionen auf die Lokalanästhetika sein, toxische systemische Blutspiegel, was aber aufgrund der verwendeten Menge eher unwahrscheinlich ist oder aber der retrograde Fluß über die A. carotis interna in das Gehirn. Die beiden letztgenannten Ursachen würden jedoch zunächst zu zerebralen Krämpfen führen. Erhärtet wird die oben angeführte Erklärung der Hirnstammanästhesie infolge einer subarachnoidalen Injektion dadurch, daß die Arbeitsgruppe bei 3 von 150 Patienten, bei denen Kontrastmittel in den Retrobulbärraum gespritzt wurde, dieses auch im Subarachnoidalraum zu finden war.

Für den retrograden Fluß in die A. carotis interna sprechen aber auch Komplikationsberichte von Meythaler und Naumann [139], die bei der Injektion von kristalloiden Lösungen in den Retrobulbärraum Verschlüsse der Zentralarterien gesehen haben. Die Autoren weisen darauf hin, daß auch Injektionen partikelhaltiger Lösungen an anderen Stellen am Kopf zu einem Verschluß der Zentralarterie und damit zur Erblindung führen können.

Die Häufigkeit von Hirnstammanästhesien nimmt zu, wenn mit hoher Geschwindigkeit und kleiner Nadel injiziert wird. Toxische Blutspiegel lassen sich in der Regel nicht nachweisen. Um einen retrograden Fluß des Lokalanästhetikums zu vermeiden, sollte langsam über eine 23-gg.-Nadel injiziert werden [29, 30].

Als eine weitere Komplikation konnten Sullivan et al. die Verlegung der arteriellen und venösen Retinagefäße nach der Retrobulbäranästhesie sehen [200]. Diese trat einmal direkt nach der Operation, 2mal jedoch erst mehrere Tage später auf. Dopplersonographisch oder computertomographisch konnte eine Blutung in die Gefäßscheide als Ursache angenommen werden.

Auch über direkte Verletzungen des N. opticus und der Retina ist berichtet worden [138].

Zusammenfassend muß festgestellt werden, daß okulare im Gegensatz zu allgemeinen Komplikationen in der ophthalmologischen Chirurgie offensichtlich unter Allgemeinanästhesie nicht häufiger sind als unter Lokalanästhesie. Dabei gibt es Studien, die sowohl für die Lokalanästhesie als auch für die Allgemeinanästhesie sprechen. Auffällig ist jedoch, daß immer wieder, vor allem dann, wenn über Komplikationen bei Operationen unter Lokalanästhesie gesprochen wird, eine gesonderte Betreuung des Patienten durch einen Anästhesisten gefordert wird.

1.1.2 Atmung

Gut untersucht sind die Auswirkungen von Veränderungen der Atmung auf den intraokularen Druck. So bewirkt allein die Beatmung unter Einhaltung eines normalen Kohlensäurepartialdrucks (pCO_2) eine Senkung des intraokularen Druckes um 20 - 50 % [8, 9, 163]. Er ist jedoch unter assistierter Beatmung höher als unter kontrollierter [144].

Eine Abhängigkeit des intraokularen Druckes ähnlich des intrakraniellen Druckes vom pCO_2 konnten Duncalf et al. finden [59]. Zu gleichen Ergebnissen kommen auch Hvidberg et al. [87], die bei Probanden eine Erhöhung des intraokularen Druckes unter CO_2-Atmung feststellten, Samuel et al. [171], die den pCO_2 unter Enfluranenarkose gemessen haben und Smith et al. [191], die eine direkte Abhängigkeit des intraokularen Druckes vom pCO_2 in Alkalose und Acidose fanden. Ausgelöst werden diese Veränderungen des intraokularen Druckes möglicherweise durch Veränderungen des choreoidalen Blutflusses, der ähnlich wie der zerebrale Blutfluß eng mit dem pCO_2 korreliert [214].

Weiterhin wird der choreoidale Blutfluß auch durch die Höhe des Sauerstoffpartialdrucks im Blut beeinflußt. In einer tierexperimentellen Arbeit konnte nachgewiesen werden, daß die Atmung von 100 % Sauerstoff zu einer Erhöhung des choreoidalen Gefäßwiderstandes und einer Abnahme des Blutflusses [67, 170] führt.

Auf den Ergebnissen dieser Arbeiten beruht die klinische Praxis, Patienten, die in der Ophthalmochirurgie in Allgemeinanästhesie operiert werden, kontrolliert zu beatmen und eventuell zu hyperventilieren.

Ein solcher Einfluß auf die Ventilation ist unter Lokalanästhesie nicht oder nur sehr bedingt möglich. So ist bekannt, daß es unter den sterilen Tüchern zu einer Rückatmung von CO_2 kommt. Kobel et al. konnten kapnographisch eine Erhöhung des CO_2 in der Inspirationsluft bis auf 1 Vol.-% feststellen [104], wobei die Luft in der Höhe des Sternums angesaugt wurde. Klöss et al. versuchten, eine Kapnographie durch Ansaugen der Luft im Hypopharynx durchzuführen und stellten sowohl einen Anstieg des inspiratorischen als auch des exspiratorischen CO_2 fest [102]. Die Ergebnisse wurden jedoch angezweifelt, da im Kapnogramm keine Plateauwellen aufgezeichnet werden konnten.

Vornehmlich um das Erstickungsgefühl der Patienten unter den Tüchern zu mildern, aber auch um den CO_2-Anstieg und damit eine respiratorische Gefährdung der Patienten bzw. einen Anstieg des intraokularen Druckes zu vermeiden, wurden verschiedene Verfahren beschrieben. So wurden Gestelle und Masken entwickelt, die die Tücher von Mund und Nase des Patienten abhalten [38, 41, 89, 125, 146]. Außerdem wurde vorgeschlagen, durch Zuführen sauerstoffhaltiger Luft und Absaugen der Ausatemluft für eine Luftzirkulation zu sorgen [100, 212].

Eine weitere schwere Störung der Atmung kann durch die im Rahmen der Lokalanästhesie durchgeführte Retrobulbäranästhesie erfolgen. So wird über das Auftreten von Atemstillständen berichtet, die durch die Wirkung des Lokalanästhetikums am Hirnstamm erklärt werden ([30, 188] s. auch Abschn. 1.1.1).

1.1.3 Hämodynamik

Veröffentlichungen über Kreislaufveränderungen bei ophthalmochirugischen Eingriffen betreffen hauptsächlich das Auftreten des okulokardialen Reflexes [155]. Dieser 1908 von Aschner erstmals beschriebene Reflexbogen führt vom Auge über die Nn. ciliares und den N. ophthalmicus zum Ganglion gasseri, von dort zum Trigeminuskern am Boden des 4. Ventrikels und zum Kern des 10. Hirnnerven [21]. Die Efferenzen laufen über den N. vagus oder den Sympathikus zum Herzen . Bei Manipulationen am Auge, vor allem bei Zug an den Augenmuskeln oder Druck auf das Auge oder das orbitale Gewebe kann es zu Herzrhythmusstörungen bis hin zum Kreislaufstillstand kommen. Herzfrequenzveränderungen bei Augenoperationen sind sehr häufig, werden jedoch wegen der diskontinuierlichen Registrierung der Herzfrequenz nur selten erkannt [31]. Der okulokardiale Reflex tritt häufiger bei jungen Patienten [84] und bei Patienten, die älter als 60 Jahre alt sind, auf [155]. Die meisten Veröffentlichungen zu diesem Thema kommen daher aus dem Bereich der Strabismuschirurgie (Zug an den Augenmuskeln, Kinder, [106]).

Bemerkenswert erscheint, daß die Herzrhythmusstörungen bei behutsamer Operationstechnik weniger ausgeprägt sind, als wenn sehr schnell an den Augenmuskeln gezogen wird. Sie nehmen auch mit der Stärke des Drucks auf das Auge und mit der Höhe des arteriellen pCO_2 zu [33]. Möglicherweise spielt auch die Wahl des Anästhesieverfahrens eine Rolle. So wird über das häufige Auftreten des okulokardialen Reflexes unter Ketaminanästhesie berichtet [18, 176]. Es wurde aber auch unter Neuroleptanalgesie gesehen [91].

Inwieweit sich eine Prophylaxe des okulokardialen Reflexes durchführen läßt, ist fraglich. So gibt es Autoren, die eine Prämedikation für Strabismusoperationen bei Kindern für unerläßlich halten [18, 199], während andere alle prophylaktischen Maßnahmen für nutzlos halten und lediglich eine gute Überwachung mit einem EKG-Monitor fordern [180]. Auch die zusätzlich zur Allgemeinanästhesie durchgeführte Retrobulbäranästhesie kann das Auslösen des okulokardialen Reflexes nicht verhindern [91].

Über Rhythmusstörungen wurde allerdings auch bei der topischen Anwendung von Atropin [134] bzw. von β-Blockern [39] am Auge berichtet .

Zwar geht man von einer Steigerung des intraokularen Drucks bei akuten Blutdrucksteigerungen aus [168], der direkte Zusammenhang zwischen arteriellem Blutdruck und dem intraokularen Druck ist jedoch nicht endgültig geklärt.

Macri et al. konnten bei steigendem systemischen Blutdruck wohl eine Zunahme des Druckes in der A. ophthalmica, nicht aber in der Irisarterie feststellen [126]. Demgegenüber ist der direkte Zusammenhang zwischen dem zentralvenösen Druck und dem Augeninnendruck nachgewiesen [127]. Im allgemeinen wird daher empfohlen, den Blutdruck während der Operation konstant zu halten [152], manchmal sogar eine kontrollierte Hypotension einzuleiten.

Neben dem Auftreten des okulokardialen Reflexes und den direkten Auswirkungen hämodynamischer Veränderungen ist die Frage zu stellen, welches Anästhesieverfahren - Lokal- oder Allgemeinanästhesie - bei kardialen Risikopatienten vorzuziehen ist.

Backer et al. fanden, daß Myokardinfarkte nach Augenoperationen in Lokalanästhesie weniger häufig auftreten als nach Operationen in "großer Regionalanästhesie" bzw. in Allgemeinanästhesie [24]. Sie schließen, daß eine Augenoperation in Lokalanästhesie nicht das Risiko erhöht, einen Myokardinfarkt zu erleiden. Demgegenüber empfehlen Kammann et al. bei kardialen Risikopatienten eine Allgemeinanästhesie [95], da sie feststellen konnten, daß das "rate-pressure product" als Ausdruck des myokardialen Sauerstoffverbrauchs in der Narkose signifikant niedriger ist als während der Operation in Lokalanästhesie.

1.1.4 Intraokularer Druck

Am besten ist der Einfluß des Anästhesieverfahrens auf den intraokularen Druck untersucht. Dieses beruht darauf, daß die Kontrolle des intraokularen Druckes entscheidend für eine erfolgreiche Operation ist. Steigt er nach Eröffnung des Auges plötzlich an, so kann es zum Herauspressen des Bulbus aus der Kapsel und damit zum Verlust des Auges kommen. Andererseits ist der intraokulare Druck mit nicht invasiven Mitteln relativ einfach zu messen.

Die direkte invasive Messung des Augeninnendruckes ist unter klinischen Bedingungen am nichtanästhesierten Patienten nicht möglich und daher experimentellen Fragestellungen vorbehalten [114]. Das gleiche gilt auch für das von Heuser et al. entwickelte Verfahren [79], die Veränderungen des Iris-Linsen-Diaphragmas zu messen und damit eine genaue Aussage über die "Vis a tergo" zu machen.

Bei allen anderen nichtinvasiven Meßmethoden wird eine definierte Kraft auf die anästhesierte Kornea gebracht und durch die Veränderungen der elastischen Kornea indirekt der intraokulare Druck gemessen. Damit sind jedoch einige Unsicherheitsfaktoren verbunden. So kann die Kornea unterschiedlich dick sein und damit die Messung des intraokularen Druckes verfälschen. Außerdem kommt es vor allem bei lang dauernder oder wiederholter Messung zu einem vorübergehenden Druckanstieg, so daß ein zu hoher intraokularer Druck gemessen wird.

Dieses gilt insbesondere für das Tonometer nach Schiötz [177]. Durch Auflegen verschiedener Gewichte wird bei diesem Verfahren die Impression der Kornea mittels Zeigerausschlag mechanisch gemessen. Durch Auswechseln der Gewichte muß wiederholt gemessen werden, so daß die Möglichkeit falscher Messung dadurch erhöht wird, daß der intraokulare Druck durch den Druck von außen auf den Bulbus gesenkt wird. Dieses Verfahren zeichnet sich jedoch durch seine einfache Handhabung allerdings nur im Liegen aus und ist daher im klinischen Gebrauch weit verbreitet.

In der Hand des Geübten liefert das Applanationstonometer wesentlich genauere Werte. Dabei drückt mit einer definierten Kraft ein kleiner durchsichtiger Kolben auf die zuvor mit fluoreszierender Lösung behandelte Kornea. Unter dem Kolben wird diese Flüssigkeit verdrängt, so daß durch die Größe der flüssigkeitsfreien Fläche auf den intraokularen Druck zurückgeschlossen werden kann [186].

Fast jede in der Anästhesie verwendete Substanz ist auf ihre Wirkung auf den intraokularen Druck untersucht worden (s. Tabelle 1). Die Ergebnisse sind in mehreren Übersichtsarbeiten mit der Schlußfolgerung zusammengefaßt, daß von den zur Narkose verwendeten Medikamenten mit der Ausnahme des Ketamins und der depolarisierenden Muskelrelaxanzien alle Medikamente eine Senkung des Augeninnendruckes hervorrufen [11, 26, 50, 57, 83, 99, 124, 128, 173, 178]. Dabei sind die Angaben darüber, ob eine Inhalationsnarkose oder eine Neuroleptanalgesie für die Senkung des intraokularen Druckes günstiger ist, nicht geklärt [205].

Tabelle 1. Wirkung verschiedener Einflüsse unter Allgemein- und Lokalanästhesie auf den intraokularen Druck (*IOP*); die Zahlen beziehen sich auf das Literaturverzeichnis

	Steigerung des IOP	Senkung des IOP	keine Änderung
Inhalationsanästhetika			
Halothan		14, 23, 63, 128, 166	
Enflurane		156, 159, 167, 221	
Isofluran		23	
Methoxyfluran		88, 202	
Intravenöse Anästhetika			
Thiopental		46, 66, 93, 184	
Methohexital		4 4	
Etomidate		205	
Neuroleptanalgesie			60, 64, 88, 156, 172, 205
Propanidid		44, 94	
Ketamin	42, 151	6, 17, 157, 219	
Propofol		142	
Diazepam		12, 49, 51, 66, 80, 153	
Midazolam		66, 80	
Relaxanzien			
Alcuronium		27, 94	68
Atracurium		204, 211	73, 130, 179
Faszidinium		204	
Gallamin	70		
Metocurarin		52	
Pancuronium		120, 189	14, 68, 130
Succinylcholin	34, 35, 45, 47, 51, 54, 55, 61, 64 73, 74, 81, 82, 93, 96, 97, 105, 117 136, 137, 141, 147, 149, 161, 189 190, 194, 210, 218		
Tubocurarin		14	
Vecuronium			179, 184
Acetazolamid			40, 214
Intubation	116, 137, 190		
Beatmung		7, 8, 144	
Hyperventilation		59, 171, 191	
Hypoventilation	59, 87, 171, 191		
erhöhter pO_2	67		
Hämodynamik			
Erhöhter Venendruck		87, 127	
Lagerung			
erhöhter Oberkörper			87
Säure-Basen-Haushalt			
Metabolische Azidose			109
Metabolische Alkalose		109	
Aufwachphase			
Muskelzittern	129		
Lokalanästhesie			
Retrobulbäranästhesie		101, 220	
Okulopression		101	

Eine große Zahl der Arbeiten beschäftigt sich mit der Steigerung des Augeninnendrucks durch Succinylcholin und verschiedenen Methoden, diese zu vermeiden (s. Tabelle 2). So wird angenommen, daß Faszikulationen der Augenmuskeln, ausgelöst durch depolarisierende Muskelrelaxanzien, zu einem Druck auf den Bulbus von außen führen.

Tabelle 2. Einfluß verschiedener Pharmaka auf den Anstieg des intraokularen Drucks durch Succinylcholin und Intubation

	Prophylaxe möglich mit:	Prophylaxe nicht möglich mit:
Succinylcholin	Diazepam [49, 51]	Diazepam [63, 66]
	d-Tubocurarin [61, 96, 136, 137]	d-Tubocurarin [48, 63, 141]
	Gallamin [48, 136]	Gallamin [51, 70, 141]
	Hexafluoronium [96]	Hexafluoronium [194]
	Pancuronium [105]	Pancuronium [48]
	"Self-taming" [210]	"Self-taming" [93]
	Curare [54]	
	Chlorpromazin [149]	
		Alcuronium [54]
		Lidocain [190]
		Midazolam [66]
		Thiopental [66, 143]
		Propofol [143]
Intubation	Lidocain [116]	Lidocain [190]
		Midazolam [66]
		Diazepam [66]
		Thiopental [66, 143]
		Propofol [143]

1.2 Ziel der Studie

Die Begründung für die Wahl einer Allgemein- oder Lokalanästhesie ist durch prospektive Studien nicht sicher belegt, wenn man von den Untersuchungen des Verhaltens des intraokularen Druckes und der absoluten Indikation für eine Allgemeinanästhesie bei ophthalmochirurgischen Operationen bei Kindern, nicht kooperativen Patienten und solchen mit einer Unverträglichkeit auf Lokalanästhetika absieht (s. S. 1).

In der im folgenden vorgestellten Studie sollte daher insbesondere der Frage nachgegangen werden, ob die Allgemein- oder die Lokalanästhesie für den Patienten eine größere perioperative Belastung und damit eine höhere Morbidität oder gar Mortalität bedeutet.

Im einzelnen sollten

- die perioperativen Veränderungen von Kreislauf und Atmung,

- die Kreislaufveränderungen während der Einleitung der Lokalanästhesie am Auge,

- die Lokalanästhetikaspiegel nach Lokalanästhesie am Auge,

- der perioperative Streß und

- der postoperative Verlauf

untersucht werden, um so möglicherweise eine Entscheidungshilfe für die Auswahl des einen oder des anderen Anästhesieverfahrens zu erarbeiten.

Nur am Rande sollten

- die Operationsbedingungen und

- die Veränderungen des intraokularen Druckes

erfaßt werden, da diese Parameter nur subjektiv beurteilbar (Operationsbedingungen), andererseits aber auch für die neuesten Anästhetika und Adjuvanzien schon sehr gut untersucht sind (intraokularer Druck, s. 1.1.4).

Da alte, zum Teil polymorbide Patienten einen großen Teil der in der Augenheilkunde operierten Patienten ausmachen, die aufgrund ihrer Vorerkrankungen ein besonders hohes Narkoserisiko haben, wurden nur Patienten mit einem Alter ab 60 Jahren in die Studie aufgenommen.

2 Patienten und Methodik

2.1 Untersuchungsgruppen

In die Studie wurden Patienten aufgenommen, die ab 60 Jahre alt waren und die sich einem intraokularen Eingriff unterziehen mußten, der sich sowohl in Lokalanästhesie (LA) als auch in Allgemeinanästhesie (AA) durchführen ließ. Die Studie wurde als offene Studie durchgeführt. Alle Patienten wurden über den Zweck und die Durchführung der Studie aufgeklärt und hatten eingewilligt - zum größten Teil auch schriftlich, wenn invasive Maßnahmen (Verweilkanüle in der A. radialis) durchgeführt wurden.

Es wurden zunächst folgende Untersuchungsgruppen gebildet (s. Abb. 1):

Gruppe I: Atmung, Kreislauf, $n_{AA} = 30$, $n_{LA} = 30$

(Bei je 10 dieser Patienten wurden die Katecholamine im Plasma bestimmt.)

Gruppe II: perioperative Angst, postoperative Schmerzen,

$n_{AA} = 31$, $n_{LA} = 31$

(Je 10 Patienten gehörten der Gruppe I und II an.)

Gruppe III: Kreislauf während des Einspritzens der Lokalanästhesie und Mepivacainspiegel $n_{LA} = 15$

Gruppe IV: Verlaufsuntersuchung über 1 Jahr: Anamnese, Medikamentenanamnese, Rekonvaleszenzzeit, postoperative Komplikationen $n_{AA} = 43$, $n_{LA} = 327$

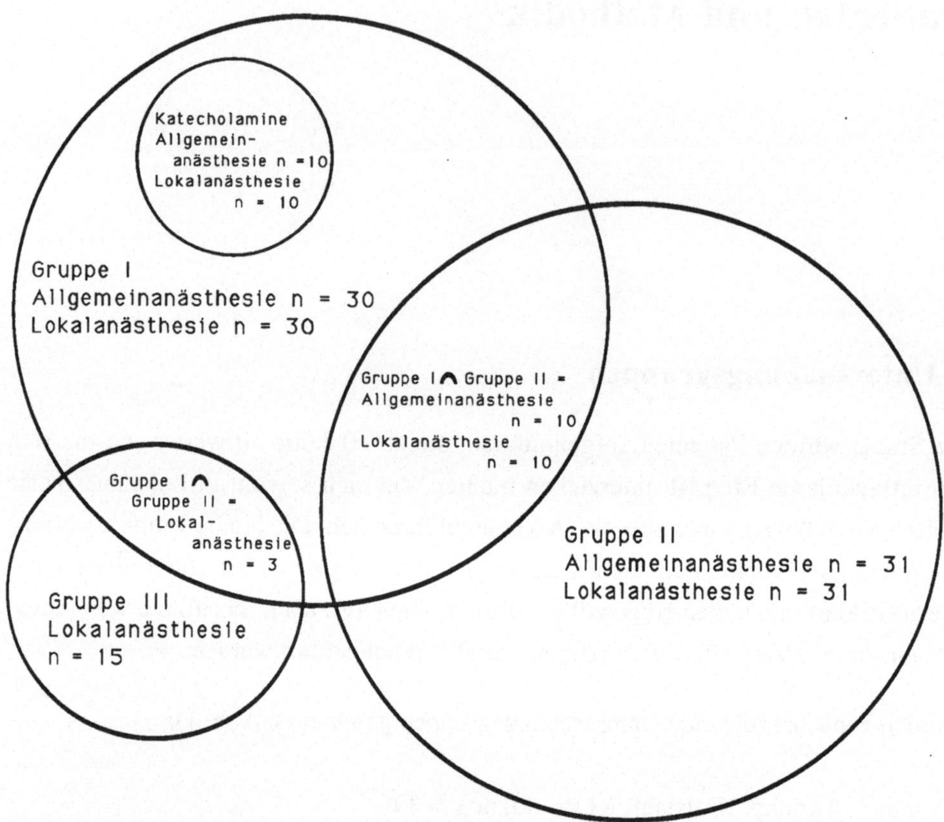

Abb. 1. Verteilung der Untersuchungsgruppen I, II und III mit ihren Teilmengen

Nicht in die Untersuchung aufgenommen wurden Patienten,

1. bei denen die Operation nur in Allgemein- oder Lokalanästhesie durchgeführt werden konnte,
2. die unter 60 Jahre alt waren,
3. die nicht in die Durchführung der Studie einwilligten.

2.2 Perioperative Untersuchungen

Prämedikation

Die Patienten wurden so auf die Operation vorbereitet, wie es in der Augenklinik der Medizinischen Hochschule zum Zeitpunkt der Untersuchung üblich war. Für die Durchführung einer Allgemeinanästhesie mußte neben den Laborwerten (kleines Blutbild, Elektrolyte, Gerinnung, Harnstoff oder Kreatinin, Transaminasen) ein Elektrokardiogramm und ein Röntgenbild des Thorax vorliegen. Die Patienten mußten mindestens 6 h vor der Einleitung der Narkose nüchtern sein.

Zur Vorbereitung der Lokalanästhesie lagen meist nur eine kurze Anamnese und die Ergebnisse einer orientierenden klinischen Untersuchung vor. Die meisten dieser Patienten durften am Operationsmorgen essen.

Narkoseführung

Patienten, die unter Allgemeinanästhesie operiert wurden, erhielten am Morgen des Operationstages eine Prämedikation mit 5 - 10 mg Diazepam und 0,5 mg Atropin i.m. Im Operationssaal wurde nach Legen des venösen Zugangs mit 2 mg Alcuroniumchlorid präkurarisiert und dann nach Narkoseeinleitung mit 3 - 5 mg/kg KG Thiopental und Relaxierung mit 1,5 mg/kg KG Succinylcholin unter Beatmung mit einer $F_IO_2 = 1{,}0$ orotracheal intubiert. Zum Anfluten wurde die Halothankonzentration auf 1,5 Vol.-% schrittweise gesteigert. Die Narkose wurde mit einem Inspirationsgemisch $O_2{:}N_2O = 1{,}2{:}3$ l mit 0,8 Vol.-% Halothan unter kontrollierter Beatmung und Relaxierung mit Alcuroniumchlorid fortgeführt. Die Patienten wurden mit 100 - 120 ml/kg KG·min mittels eines Ventilogs.(Fa. Dräger, Lübeck) über ein Narkosekreisteil beatmet. Die Atmung wurde mit der Messung des Atemwegsdrucks und des Atemminutenvolumens überwacht, der Kreislauf durch Ableitung des EKG und oszillatorische Messung des Blutdrucks (Dinamap, Fa. Critikon, Norderstedt). Postoperativ wurden die Patienten bei ausreichender Spontanatmung und wiedergekehrten Schutzreflexen extubiert, wobei eine Antagonisierung mit 0,1 mg/kg KG Pyridostigmin und 0,5 mg Atropin intravenös bei Bedarf erlaubt war. Die Patienten wurden dann in den Aufwachraum gebracht und dort mindestens 90 min beobachtet. Dort wurden bis zur 60. Minute 2 l O_2/min insuffliert.

Durchführung der Lokalanästhesie

Die Patienten, die in Lokalanästhesie operiert wurden, wurden mit 5 -10 mg Diazepam per os prämediziert. Nach Anlegen eines venösen Zuganges wurde eine Retrobulbäranästhesie (3 ml), die Blockade des N. facialis nach O'Brien (3 ml) sowie eine Unterspritzung der Augenlider (4 ml) mit Mepivacain 3 % bzw. einer Mischung aus Mepivacain 3 % und Bupivacain 0,5 % im Verhältnis 1:1 durchgeführt. Die Patienten erhielten eine Sauerstoffsonde auf die Brust geklebt, deren Ende etwa unter dem Kinn lag. Über diese Sonde wurden 4 l O_2/min insuffliert. Der Kreislauf der Patienten wurde routinemäßig oszillometrisch (Dinamap, Fa. Critikon, Norderstedt) oder nach Riva-Rocci überwacht. Postoperativ blieben die Patienten wie nach einer Allgemeinanästhesie für mindestens 90 min im Aufwachraum.

2.2.1 Vorbestehende Krankheiten

Bei allen Patienten wurde anhand eines Formblattes (s. Abb. 2) die Anamnese erhoben und eine gründliche klinische Untersuchung durchgeführt. Anhand dieser Befunde und der vorliegenden laborchemischen bzw. apparativen Befunde erfolgte eine Einteilung in die Risikogruppen nach der American Society of Anesthesiologists (ASA). Zudem wurde die Medikamentenanamnese erhoben.

2.2.2 Atmung

Bei allen Patienten der Gruppe I wurde die Atmung mittels arterieller Blutgasanalysen überwacht. Dazu wurde am Vorabend der Operation nach der Prämedikationsvisite eine erste Blutgasanalyse durchgeführt. Nach Ankunft im Operationssaal wurde dann nach Überprüfung der Handdurchblutung mittels des modifizierten Allen-Tests [203] eine 20-gg.- oder 22-gg.-Verweilkanüle in die A. radialis gelegt und zu den Zeitpunkten nach Ankunft im Operationssaal, nach Anästhesiebeginn, d.h. nach Abschluß der Narkoseein-

Abb. 2.: Formblatt zur Anamneseerhebung

Vollnarkose oder Lokalanästhesie bei Augenoperationen

Gruppe: Vollnarkose = 1 0 Lokalanästhesie = 2 0

Laufende Nummer:

Operationsdatum:

Name:...

Vorname:...

Geburtsdatum:

Alter:

Gewicht: kg

Größe: cm

Ich bin mit der Untersuchung einschließlich arterieller Punktion einverstanden.

...

(Unterschrift)

Risiko-Beurteilung	leicht erhöhtes Risiko	höheres Risiko	hohes Risiko
Herz- Kreislauf-EKG	Hypertonie < 160 ☐ monotope ES < 5/Min ☐ Anämie ☐ komp. Herzinsuff. ☐ bifasc. Block ☐	Hypertonie > 160 ☐ monotope ES > 5/Min ☐ unvollst. recompensierte Herzinsuff. ☐ Arrh. absoluta ☐ Koronare Herzkrankh. stabil ☐ Volumendefizit ☐	Instabile Angina ☐ polytope ES ☐ decomp. Herzinsuff. ☐ Vorhofflattern ☐ Infarkt < 6 Monate ☐ Schock ☐ Sepsis ☐
Lunge Rö/Auskultation	Raucher ☐ leichte Obstruktion ☐ leichte Restriktion ☐ Asthma anamnestisch ☐	schwere Obstruktion ☐ schwere Restriktion ☐ Asthma manifest ☐ schwere Hypoxämie ☐	Ateminsuffizienz ☐
Stoffwechsel	Diabetes gut eingestellt ☐ behandelte Hyperthyreose ☐ komp. Niereninsuffizienz ☐ Lebercirrhose komp. ☐ Broca ± 30% ☐	entgleister Diabetes ☐ Hyperthyreose ☐ Dialysepatient ☐ Lebercirrhose dekomp. ☐	
Wasser-Elektrolyte	leichte Dehydratation ☐	Kalium < 3,5 mmol/l ☐ schwere Exsiccose ☐	
Labor	Leberwerte erhöht ☐	Gerinnungsstörung ☐	
ZNS	desorientiert ☐	komatös ☐ Carotisstenose einseitig ☐	Carotisstenose beidseitig ☐

Risikogruppe	I kein path. Befund	II leicht erh. Risiko	III höheres Risiko	IV hohes Risiko	V Moribund

Allentest rechts/links o.B. (bitte unterstreichen)

Allergie:...

Prämedikation:...

Wünschen Sie lieber ein Vollnarkose (1) 0

oder eine Lokalanästhesie (2)? 0

Medikamentenanamnese:

Antihypertensivum 0...
Digitalis 0...
Antidiabetikum 0...
Nitropräparat 0...
Betablocker 0...
...
...

leitung bzw. nach Abschluß der Injektion für die Lokalanästhesie, nach Operationsbeginn sowie nach weiteren 15, 30 und ggf. 45, 60 und 75 min, sowie nach Ankunft im Aufwachraum und nach weiteren 15, 30, 60 und 90 min Blut für Blutgasanalysen abgenommen. Die Proben wurden in heparinisierten Einmalspritzen entnommen, ggf. vorübergehend in Eiswasser gelagert [174] und in einem vollautomatischen Blutgasanalysengerät (ABL 300, Fa. Radiometer Copenhagen, Wittlich) analysiert (pH, pCO_2, pO_2, BE).

Bei je 10 Patienten wurde gleichzeitig der transkutane pCO_2 ($p_{tc}CO_2$) mit einer Clark-Elektrode kontinuierlich über den gesamten Meßzeitraum registriert (tcm, Fa. Radiometer Copenhagen, Wittlich).

Zusätzlich wurde die Auswertung (Sauerstoff- und Kohlensäurepartialdruck) getrennt für Patienten mit und ohne respiratorische Vorerkrankung vorgenommen. Eine respiratorische Vorerkrankung wurde angenommen, wenn im Anamneseformular leichte Obstruktion oder Restriktion, schwere Obstruktion oder Restriktion oder ein manifestes Asthma bronchiale angegeben war.

2.2.3 Kreislauf

Bei je 30 Patienten (Gruppe I), die in Lokalanästhesie bzw. Allgemeinanästhesie operiert wurden, wurde die Hämodynamik mittels oszillometrischer Blutdruckmessung (Dinamap, Fa. Critikon, Norderstedt) und kontinuierlicher EKG-Ableitung überwacht. Die Meßzeitpunkte waren auch hier nach der Prämedikationsvisite, nach Ankunft im Operationssaal, nach Anästhesiebeginn (s. oben), nach Operationsbeginn und nach weiteren 15, 30 und ggf. 45, 60 und 75 min sowie nach Ankunft im Aufwachraum und nach weiteren 15, 30, 60 und 90 min Aus den erhobenen Werten wurde das "rate-pressure product" errechnet.

Bei Patienten, die eine Hypertonie mit einem systolischen Blutdruck über 160 mm Hg, eine koronare Herzkrankheit (Angina pectoris stabil, instabile Angina, Myokardinfarkt in den letzten 6 Monaten in der Anamnese) oder eine Herzinsuffizienz (vollständig oder unvollständig rekompensierte bzw. dekompensierte Herzinsuffizienz in der Anamnese) hatten, wurde der Blutdruck und das "rate-pressure product" gesondert ausgewertet und mit den Patienten verglichen, die keine der genannten Vorerkrankungen hatten.

In einer weiteren Untersuchung (Gruppe III) wurde bei 15 Patienten, bei denen eine Operation in Lokalanästhesie durchgeführt wurde, während der Injektion der Lokalanästhetika retrobulbär, zur Blockade des N. facialis und zur Unterspritzung des Lides kontinuierlich der Blutdruck über eine 22er oder 20er Kanüle in der A. radialis gemessen. Er wurde zusammen mit dem EKG (Ableitung II) über einen Quarzdruckaufnehmer (Medimex, Fa. Cardionova, Hamburg) und ein Monitoringsystem Hellige SMV 104 (Fa. Hellige, Freiburg) auf einem Mehrkanalschreiber (Fa. Hellige, Freiburg) aufgezeichnet.

2.2.4 Perioperativer Streß

Angst

Zur Erfassung des perioperativen Stresses wurde bei je 31 Patienten (Gruppe II) zum Zeitpunkt der Prämedikation, nach Ankunft im Operationssaal und 3 Stunden nach Ende der Operation die akute (trait) und die konstitutionelle (state) Angststruktur mit State-Trait-Anxiety-Inventory (STAI) nach Spielberger [196] bestimmt. Außerdem wurden die Patienten vor der Narkose gefragt, welches Narkoseverfahren unabhängig von dem geplanten sie bevorzugen würden. Nach der Operation wurden sie erneut befragt, welches Anästhesieverfahren sie im Falle einer erneuten Operation wählen würden.

Katecholamine

Bei je 10 Patienten der Gruppe I, bei denen sowohl Kreislauf als auch Atemparameter erfaßt wurden, wurden als zusätzlicher Streßparameter die Plasmakatecholamine bestimmt. Dazu wurde den Patienten 15 - 30 min nach Anlegen der arteriellen Kanüle aus dieser 5 ml Blut in ein vorgekühltes EDTA-Röhrchen abgenommen und dieses sofort bei einer Temperatur von 0 °C bei 3000 Umdrehungen 10 min lang zentrifugiert. Der Überstand wurde abgehoben und sofort bei -2O °C tiefgefroren. Außerdem wurde je eine weitere Probe zur Katecholaminbestimmung 30 min nach Operationsbeginn im Steady-state sowie 30 min nach Ankunft im Aufwachraum entnommen.

Die Katecholamine Adrenalin, Noradrenalin und Dopamin wurden in der Abteilung für Endokrinologie im Zentrum für Innere Medizin und Dermatologie der Medizinischen Hochschule Hannover (Leiter: Prof. Dr. A. von zur Mühlen) in Anlehnung an die Methode von Peuler u. Johnson [150] durch radioenzymatische Markierung und Radioaktivitätsmessung der mittels HPLC getrennten 3-O-Methylderivate bestimmt. Eine Verbesserung des Verfahrens konnte durch Verwendung eines Methylierungsreagens (^{3}H-SAM) mit höherer spezifischer Aktivität (55-58 Ci/mmol anstelle von 5-15 Ci/mmol) erreicht werden.

Postoperativer Schmerz und Sedierung

Bei je 31 Patienten (Gruppe II) wurde das postoperative Schmerzverhalten mittels einer nominellen Schmerzskala nach Ankunft im Aufwachraum sowie nach weiteren 15, 30, 60, 90 min und 2, 3, 4, 6 und 8 h bestimmt. Dabei konnte zwischen den 4 Items "keine Schmerzen", "leichte Schmerzen", "starke Schmerzen" und "unerträgliche Schmerzen" differenziert werden. Auf die gleiche Weise und zu den gleichen Zeitpunkten wurde der Sedierungsgrad mittels einer nominellen Skala mit den Stufen "wach", "schläft, leicht erweckbar", "schläft, schwer erweckbar" und "nicht erweckbar" bestimmt. Dabei wurden die Patienten nach den Schmerzen gefragt, während der Sedierungsgrad durch den Untersucher bestimmt wurde.

2.2.5 Operationsbedingungen

Direkt nach der Operation wurden die Operateure bei je 30 Patienten (Gruppe I) nach den Operationsbedingungen befragt. Sie konnten die Aussagen "der Patient war intraoperativ ruhig", "der Patient war intraoperativ gut sediert", "der Patient war intraoperativ nicht ängstlich", "der Patient hat intraoperativ stillgelegen", "der Patient war intraoperativ schmerzfrei" und "die Operationsbedingungen waren gut" nach den 4 Stufen "sehr", "ziemlich", "wenig" und "gar nicht" differenziert beurteilen.

2.2.6 Intraokularer Druck

Bei den je 30 Patienten der Gruppe I wurde der intraokulare Druck sowohl vor als auch nach Anästhesiebeginn mit der Methode nach Schiötz [177] bestimmt.

2.2.7 Lokalanästhetikaspiegel

Bei 15 Patienten der Gruppe III wurden die Mepivacainspiegel im Plasma bestimmt. Die Patienten hatten unabhängig vom Körpergewicht - wie in der Augenklinik der Medizinischen Hochschule zum Teil üblich - 10 ml (= 300 mg) Mepivacain 3 % zur Lokalanästhesie bekommen. Dabei wurden 3 ml zur Retrobulbäranästhesie, 3 ml zur Blockade des N. facialis nach O´Brien und 4 ml zur Blockade der Äste des N. trigeminus unter die Lider injiziert.

Nach Abnahme eines Leerwertes wurden nach 3, 5, 10, 15, 30 und 60 min jeweils 10 ml Blut aus einer Verweilkanüle in der A. radialis, die zur kontinuierlichen Messung des Blutdrucks gelegt worden war, in ein Lithium-Heparinat-Röhrchen (Fa. Sarstedt) entnommen. Nach einer Ruhezeit von 4 - 5 Stunden bei 4 - 6 °C wurde das Plasma abzentrifugiert und bei -18 °C tiefgefroren. Die Proben wurden gaschromatographisch (Perkin Elmer Sigma 3 B, 3 % OV 101 auf Gaschrom Q isotherm) in der Abteilung für Anästhesiologie und operative Intensivmedizin der Justus-Liebig-Universität Gießen (Leiter: Prof. Dr. G. Hempelmann) durch Prof. Dr. J. Biscoping untersucht. Dabei wurden die Konzentrationen bei einem internen Standard mit Lidocain mit der Peak-Höhen-Methode quantitativ ausgewertet.

2.3 Verlaufsuntersuchungen

2.3.1 Vorbestehende Krankheiten

Wie bei den oben bezeichneten Gruppen I und II wurden in der Zeit vom 01.11.1986 bis zum 30.04.1988 über ein Jahr einschließlich der Urlaubs- und Ausfallzeiten bei Patienten, die in der Augenklinik operiert wurden, die Anamnese einschließlich der Medikamentenanamnese erhoben und eine klinische Untersuchung durchgeführt. Die Befunde wurden mittels des oben genannten Formblattes dokumentiert. Ausgeschlossen waren lediglich Patienten mit Verletzungen und Kinder.

2.3.2 Rekonvaleszenz

Außerdem wurde festgehalten, nach welcher Zeit die Patienten zum ersten Mal - etwa zum Gang zur Toilette - aufgestanden sind und wie lange sie postoperativ Bettruhe eingehalten hatten. Außerdem wurde die Zeit des stationären Aufenthaltes registriert, und die Patienten wurden befragt, nach welcher Zeit sie sich so wie vorher fühlten.

2.3.3 Postoperative Komplikationen

Anhand einer Checkliste wurden die möglichen postoperativen Komplikationen wie Thrombose, Embolie, Pneumonie, Angina pectoris, Fieber, Kreislaufschwäche, Hypertonus, Doppelbilder, Übelkeit/Erbrechen und Schwindel abgefragt. Außerdem wurde festgehalten, wie häufig eine Reoperation am gleichen Auge, eine Wundinfektion oder eine Operation ohne Verbesserung des Krankheitsbildes durchgeführt wurden.

2.4 Statistik

Für die Parameter Alter, Gewicht, Größe, Herzfrequenz, Blutdruck und Operationszeiten wurde angenommen, daß sie normal verteilt sind. Alle anderen kontinuierlichen Parameter wurden mit dem Kolmogorov-Smirnov-Test auf Normalverteilung und dem F-Test auf Gleichheit der Varianzen überprüft.

Abhängige Parameter (Vergleich zwischen Meßzeitpunkten) wurden mit dem t-Test für verbundene Stichproben auf ihren Unterschied hin untersucht, wenn sie normalverteilt und die Varianzen gleich waren, andernfalls wurde der Wilcoxon-Test angewendet.

Zwischen den Gruppen wurden kontinuierliche Parameter mit dem t-Test für unverbundene Stichproben auf signifikante Unterschiede überprüft, wenn die Voraussetzungen dafür erfüllt waren. Sonst wurde der U-Test benutzt.

Zum Vergleich der Parameter in Abhängigkeit vom durchgeführten Anästhesieverfahren und dem Vorliegen respiratorischer bzw. kardiozirkulatorischer Vorerkrankungen wurde eine Multivarianzanalyse durchgeführt. Auch hier wurde eine Irrtumswahrscheinlichkeit $p < 0{,}05$ angenommen.

Für unabhängige qualitative Parameter (Scores, Häufigkeit von Erkrankungen) wurde der χ^2–Test zum Vergleich von Polynomialverteilungen angewendet. Als Irrtumswahrscheinlichkeit wurde auch hier $p < 0{,}05$ angenommen.

Sämtliche Berechnungen wurden auf einem Personalcomputer MacIntosh II (Fa. Apple, München) unter Benutzung des Datenbankprogramms MS File (Fa. Microsoft, München), des Datenmanagementprogramms MS Excel (Fa. Microsoft, München) und des Statistikprogramms StatView™ (Fa. BrainPower, Calabasas/USA) sowie der Graphikprogramme CricketGraph™ (Fa. Cricket Software, Malvern/USA) und MacDraw (Fa. Apple, München) ausgeführt.

3 Ergebnisse

3.1 Untersuchungsgruppen

Die Patienten, die in Allgemein- bzw. Lokalanästhesie am Auge operiert worden sind, unterscheiden sich in keiner der Untersuchungsgruppen I, II und III hinsichtlich des Alters, des Gewichtes und der Größe (s. Tabelle 3). Lediglich die Operationszeiten sind bei den Patienten, die unter Allgemeinanästhesie operiert wurden, in Gruppe I und II länger ($p < 0{,}05$), als bei denen, die eine Lokalanästhesie erhielten. Auch die Einstufung nach den ASA-Risikogruppen und die Verteilung der verschiedenen ophthalmochirurgischen Eingriffe auf die beiden Gruppen unterscheiden sich nicht in den Gruppen I, II und III (s. Tabelle 4). Die zur Lokalanästhesie verwendeten Lokalanästhetikamengen (Gruppe I) sind in Tabelle 5 aufgeführt.

Tabelle 3. Allgemeine Daten. Das Zeichen vor den Zahlen gibt die signifikanten Unterschiede an: * $p < 0{,}05$ gegenüber der Vergleichsgruppe. *ASA* American Society of Anesthesiologists

	Anzahl (n)		Alter [Jahre]	Gewicht [kg]	Größe [cm]	OP-Zeit [min]	ASA-Klassen	
Gruppe I								
Allgemeinanästhesie	30	$\bar{x}$	72,3	69,9	165,0	*61,2	1	0
männlich	14	s	6,7	15,0	8,5	33	2	5
weiblich	16	min	61	41	142	30	3	24
		max	85	115	182	160	4	1
Lokalanästhesie	30	$\bar{x}$	72,4	68,3	165,5	46,6	1	
männlich	15	s	6,8	12,0	8,8	16,9	2	5
weiblich	15	min	62	41	150	30	3	24
		max	85	99	182	95	4	1
Gruppe II								
Allgemeinanästhesie	31	$\bar{x}$	71	71,8	165,1	56,6	1	0
männlich	16	SD	6,6	16,3	9,7	30	2	11
weiblich	15	min	61	47	145	25	3	19
		max	84	110	187	120	4	1
Lokalanästhesie	31	$\bar{x}$	71,6	66,8	162	50,6	1	0
männlich	13	s	6	10,1	7,9	19,4	2	5
weiblich	18	min	61	49	146	32	3	26
		max	82	88	180	80	4	0
Gruppe III								
Lokalanästhesie	15	$\bar{x}$	70,9	68,1	165,6	136,7	1	0
männlich	2	SD	6,3	9,8	7,4	72,4	2	7
weiblich	13	min	60	55	155	67	3	7
		max	80	85	182	344	4	1

Tabelle 4: Operative Eingriffe

	Gruppe I Allgemein-anästhesie	Gruppe I Lokal-anästhesie	Gruppe II Allgemein-anästhesie	Gruppe II Lokal-anästhesie	Gruppe III Lokal-anästhesie
Kataraktoperation	21	23	23	21	15
Vitrektomie	7	6	3	6	
Amotiooperation				2	
Glaukomoperation		1	3		
Keratoplastik	2				
andere			2	2	

Tabelle 5. Lokalanästhetikamengen zur Retrobulbäranästhesie, zur Blockade des N. facialis und zur Unterspritzung des Lides bei 30 Patienten im Alter ab 60 Jahren der Gruppe I, die in Lokalanästhesie am Auge operiert wurden

	Mepivacain 3 % [ml]	Mepivacain [mg]	Bupivacain 0,5 % [ml]	Bupivacain [mg]
$\bar{x}$	8,51	255,26	3,47	17,36
s	3,7	110,94	1,04	5,21
Minimum	1,8	52,5	1,8	8,8
Maximum	14	420	5	25
Anzahl	29	29	9	9

3.2 Perioperative Untersuchungen

3.2.1 Vorbestehende Krankheiten

Anhand der anamnestisch erhobenen und durch klinische Untersuchung festgestellten Vorerkrankungen besteht zwischen den beiden Anästhesiegruppen kein signifikanter Unterschied hinsichtlich der Verteilung der Vorerkrankungen. Lediglich die Medikamentenanamnese zeigt, daß die unter Allgemeinanästhesie operierten Patienten häufiger Kalziumantagonisten einnehmen. Auch die Verordnung anderer hier nicht näher spezifizierter Medikamente ist bei diesen Patienten häufiger ($p < 0{,}05$). Auf der anderen Seite befinden sich insulinpflichtige Diabetiker nur in der Lokalanästhesiegruppe.

3.2.2 Atmung

Die Ausgangswerte des Sauerstoffpartialdrucks (pO_2) unterscheiden sich zum Zeitpunkt der Prämedikation in den beiden Gruppen nicht. Bei den Patienten, die in Allgemeinanästhesie operiert werden sollen, sinkt der pO_2 bis zur Ankunft im Operationssaal ab

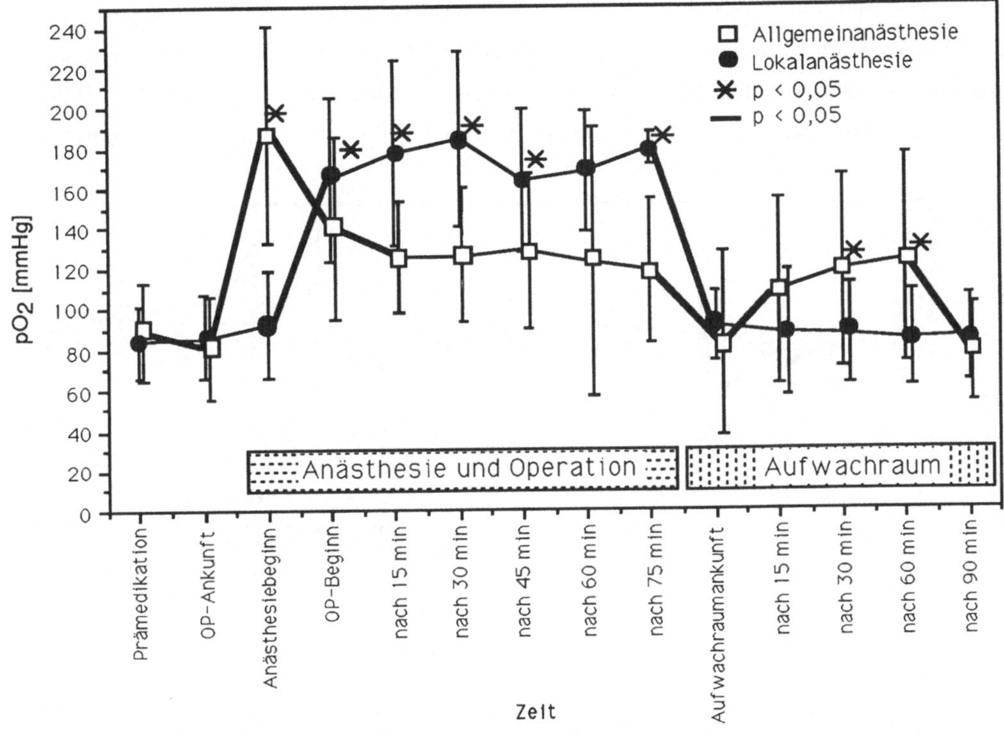

Abb. 3. Sauerstoffpartialdruck (pO_2, $\overline{x} \pm s$) bei je 30 in Allgemein- bzw. Lokalanästhesie am Auge operierten Patienten im Alter ab 60 Jahren ($\overline{x} \pm s$)

($p < 0,02$). Nach Narkoseeinleitung steigt er an und bleibt während der ganzen Operation signifikant höher als der Ausgangswert ($p < 0,001$). Auch in der Lokalanästhesiegruppe ist der pO_2 während der Operation höher als der Ausgangswert ($p < 0,001$, s. Abb. 3). Nach Ankunft im Aufwachraum sinkt der pO_2 in beiden Gruppen signifikant gegenüber der intraoperativen Phase ab, es besteht jetzt jedoch in der Lokalanästhesiegruppe, abgesehen vom ersten Meßzeitpunkt bei der Ankunft im Aufwachraum ($p < 0,05$), kein signifikanter Unterschied gegenüber dem Ausgangswert mehr. Bei den Patienten, die in Allgemeinanästhesie operiert worden sind, ist der zuerst nach der Ankunft im Aufwachraum gemessene Wert gleich dem Ausgangswert, die Werte steigen dann aber an ($p < 0,02$), lediglich der zuletzt gemessene Wert ist wieder niedriger als der bei der Prämedikation gemessene pO_2 ($p < 0,02$).

Der Kohlensäurepartialdruck (pCO_2) ist bei der Prämedikation in beiden Gruppen gleich (s. Abb. 4). Nach Einleitung der Allgemeinanästhesie sinkt er gegenüber dem Ausgangswert ab ($p < 0,01$) und bleibt während der ganzen Operation erniedrigt ($p < 0,001$). Unter Lokalanästhesie steigt der pCO_2 bei Beginn der Operation über den Ausgangswert

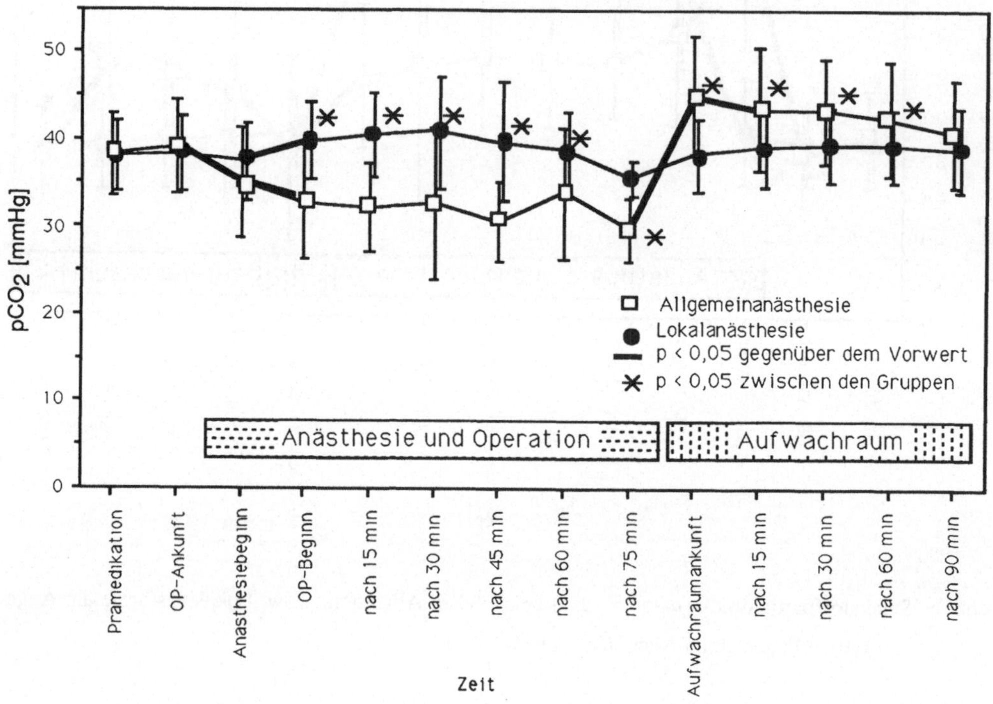

Abb. 4. Kohlensäurepartialdruck (*pCO_2*, $\overline{x} \pm s$) bei je 30 in Allgemein- bzw. Lokalanästhesie am Auge operierten Patienten im Alter ab 60 Jahren ($\overline{x} \pm s$)

an ($p < 0,01$) und hält während der ersten 30 min dieses Niveau. Erst danach besteht kein Unterschied mehr zum Ausgangswert. Während der Operation ist der pCO_2 in der Lokalanästhesiegruppe höher als in der Allgemeinanästhesiegruppe ($p < 0,001$). Nach Ankunft im Aufwachraum sind die Verhältnisse umgekehrt, der pCO_2 ist in der Allgemeinanästhesiegruppe höher als in der Lokalanästhesiegruppe, in der kein signifikanter Unterschied zum bei der Prämedikation gemessenen pCO_2-Wert besteht. Demgegenüber findet sich in der Allgemeinanästhesiegruppe eine deutliche Hypoventilation mit gegenüber den Ausgangswerten signifikant erhöhten pCO_2-Werten.

Die transkutan gemessenen Kohlensäurepartialdrucke ($p_{tc}CO_2$) bleiben in der Lokalanästhesiegruppe sowohl in der intra- als auch in der postoperativen Phase gleich, während sie unter Allgemeinanästhesie gegenüber dem Ausgangswert absinken ($p < 0{,}02$, s. Abb. 5). In der postoperativen Phase besteht jedoch kein Unterschied mehr zum Ausgangswert.

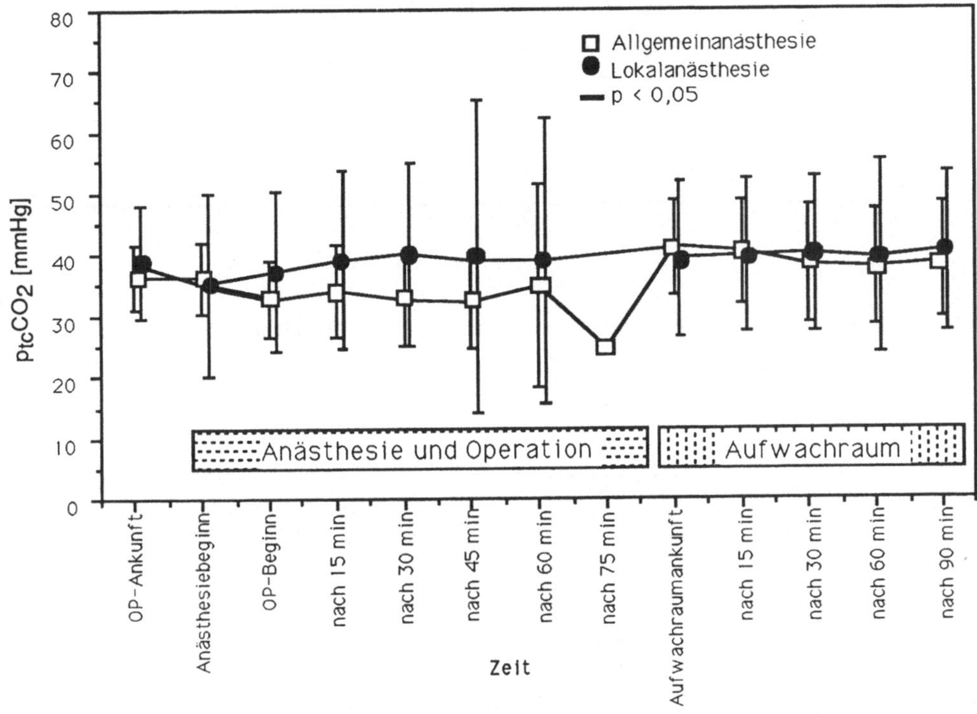

Abb. 5. Transkutan gemessener Kohlensäurepartialdruck ($p_{tc}CO_2$, $\overline{x} \pm s$) bei je 30 in Allgemein- bzw. Lokalanästhesie am Auge operierten Patienten im Alter ab 60 Jahren

Die Regressionsanalyse der Abhängigkeit zwischen dem arteriell und transkutan gemessenen Kohlensäurepartialdruck ergibt eine lineare Abhängigkeit dieser beiden Parameter ($p < 0{,}0001$, s. Abb. 6).

Der Baseexzeß (BE) nimmt in der Allgemeinanästhesiegruppe während der gesamten Operation gegenüber dem bei der Prämedikation gemessenen Ausgangswert ab ($p < 0{,}002$), während er in der Lokalanästhesiegruppe gleich bleibt (s. Abb. 7). Zu keinem Zeitpunkt besteht jedoch ein signifikanter Unterschied zwischen den beiden Grup-

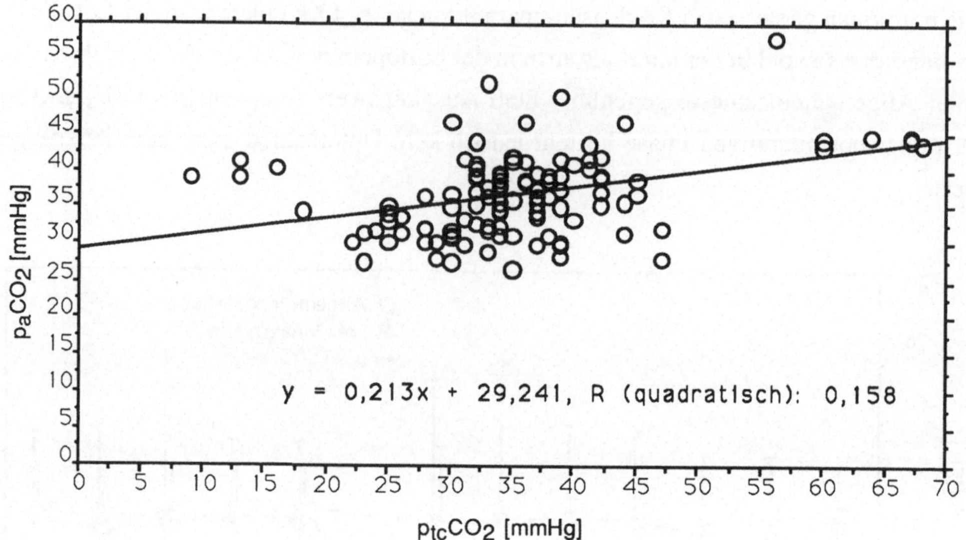

Abb. 6. Lineare Abhängigkeit des transkutanen ($p_{tc}CO_2$) und des arteriellen (p_aCO_2) Kohlensäurepartialdruck bei am Auge operierten Patienten im Alter ab 60 Jahren

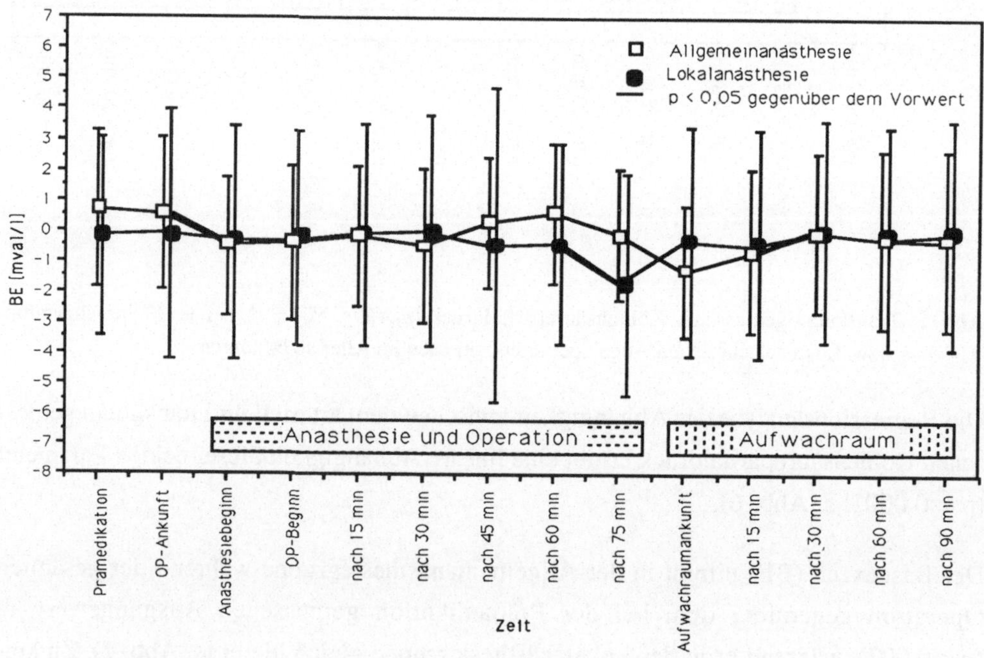

Abb. 7. Baseexzeß (BE, $\overline{x} \pm s$) bei je 30 in Allgemein- bzw. Lokalanästhesie am Auge operierten Patienten im Alter ab 60 Jahren

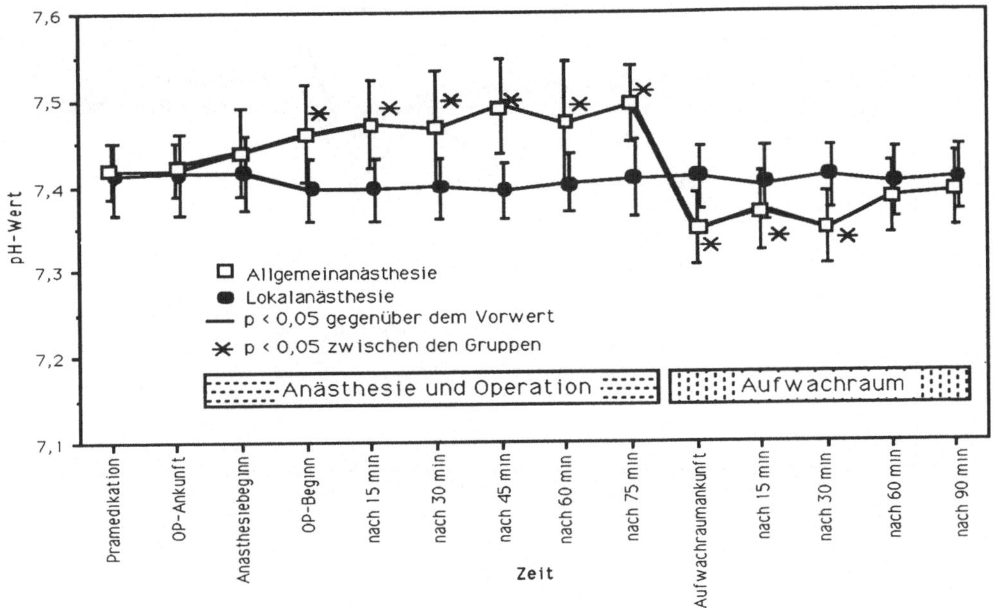

Abb. 8. pH-Wert ($\bar{x}$ ± s) bei je 30 in Allgemein- bzw. Lokalanästhesie am Auge operierten Patienten im Alter ab 60 Jahren

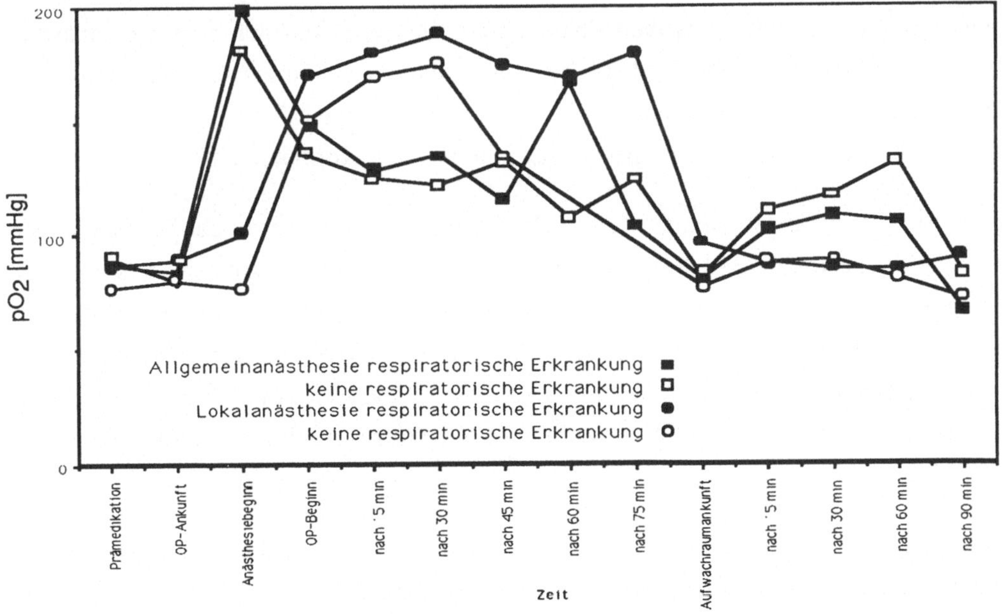

Abb. 9. Untersuchungen des pO_2 ($\bar{x}$) bei in Allgemein- bzw. Lokalanästhesie am Auge operierten Patienten im Alter ab 60 Jahren in Abhängigkeit vom Vorliegen einer respiratorischen Erkrankung

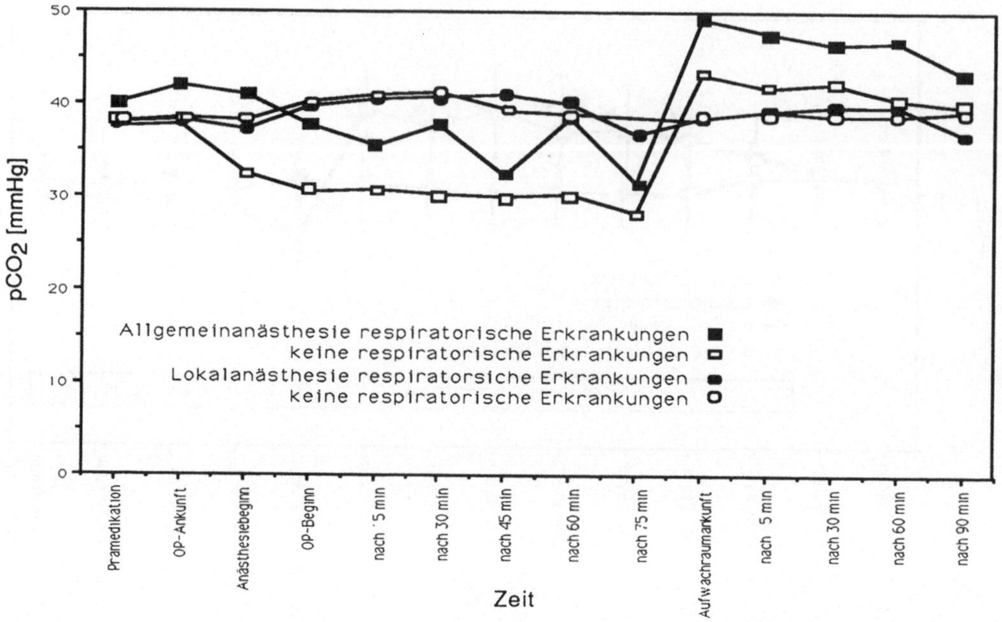

Abb. 10. Untersuchungen des pCO_2 ($\overline{x}$) bei in Allgemein- bzw. Lokalanästhesie am Auge operierten Patienten im Alter ab 60 Jahren in Abhängigkeit von respiratorischen Vorerkrankungen

pen. Auch in der postoperativen Phase ist der Baseexzeß in der Allgemeinanästhesiegruppe signifikant niedriger als bei der Prämedikation am Vortag der Operation. Auch hier besteht kein Unterschied zur Lokalanästhesiegruppe. Die Mittelwerte des Baseexzesses liegen jedoch in beiden Gruppen immer innerhalb des Normbereichs.

Der pH-Wert verändert sich in der Lokalanästhesiegruppe weder in der intraoperativen noch in der postoperativen Phase signifikant gegenüber dem Ausgangswert (s. Abb. 8). Demgegenüber besteht in der Allgemeinanästhesiegruppe ein deutlicher Anstieg des pH-Wertes ($p < 0{,}001$), während er in der postoperativen Phase im Aufwachraum signifikant unter den Ausgangswert abfällt ($p < 0{,}001$). Daraus erklärt sich auch der Unterschied zwischen den beiden Gruppen in der intra- und postoperativen Phase ($p < 0{,}001$).

Das Verhalten des arteriellen Sauerstoffpartialdrucks bei Patienten mit und ohne respiratorische Erkrankungen unterscheidet sich nicht (s. Abb. 9).

Demgegenüber ist der Kohlensäurepartialdruck bei Patienten, die in Allgemeinanästhesie operiert werden, intraoperativ signifikant niedriger, wenn keine respiratorische Erkrankung vorliegt, gegenüber solchen Patienten, bei denen ein pathologischer Befund des respiratorischen Systems zu erheben ist (s. Abb. 10). Umgekehrt ist postoperativ der pCO_2 bei diesen in Allgemeinanästhesie operierten Patienten mit respiratorischen Erkrankungen höher als bei jenen, die respiratorisch unauffällig gewesen sind. Bei Patienten, die in Lokalanästhesie operiert worden sind, besteht kein Unterschied zwischen denen, die eine respiratorische Vorerkrankung haben oder nicht.

3.2.3 Kreislauf

Die Herzfrequenz, die bei der Prämedikation in beiden Behandlungsgruppen unterschiedlich ist ($p < 0{,}002$), steigt nach der Einleitung der Allgemeinanästhesie signifikant über den Ausgangswert ($p < 0{,}005$) an (s. Abb. 11). Nach Setzen der Lokalanästhesie hingegen fällt sie ab ($p < 0{,}05$), so daß bei Anästhesiebeginn ein signifikanter Unterschied zwischen den beiden Gruppen besteht ($p < 0{,}001$). Dieser Unterschied ist jedoch in der intraoperativen Phase nicht nachzuweisen, zumal die Herzfrequenz während der Narkose unter den Ausgangswert abfällt. In der postoperativen Phase im Aufwachraum bestehen in beiden Behandlungsgruppen keine Unterschiede gegenüber dem Ausgangswert. Dennoch ist nach Allgemeinanästhesie die Herzfrequenz signifikant höher als nach Lokalanästhesie in der postoperativen Phase.

Nach gleichen Ausgangswerten des systolischen Blutdruckes in beiden Gruppen sinkt dieser in der intraoperativen Phase gegenüber dem Ausgangswert ab ($p < 0{,}001$, s. Abb. 12) , während er bei Operationen in Lokalanästhesie ansteigt ($p < 0{,}05$), so daß während der gesamten intraoperativen Phase der systolische Blutdruck in der Lokalanästhesiegruppe größer als in der Allgemeinanästhesiegruppe ist ($p < 0{,}02$). In der post–operativen Phase bestehen zwischen den beiden Gruppen und gegenüber dem Ausgangswert keine Unterschiede mehr.

In der Allgemeinanästhesiegruppe ist der mittlere diastolische Blutdruck bei der Prämedikation höher als in der Lokalanästhesie-Gruppe (s. Abb. 12). Unter Allgemeinanästhesie sinkt er jedoch unter den Ausgangswert ($p < 0{,}001$) und unter die Vergleichswerte in der Lokalanästhesiegruppe ($p < 0{,}001$) ab, während der diastolische Blutdruck in der

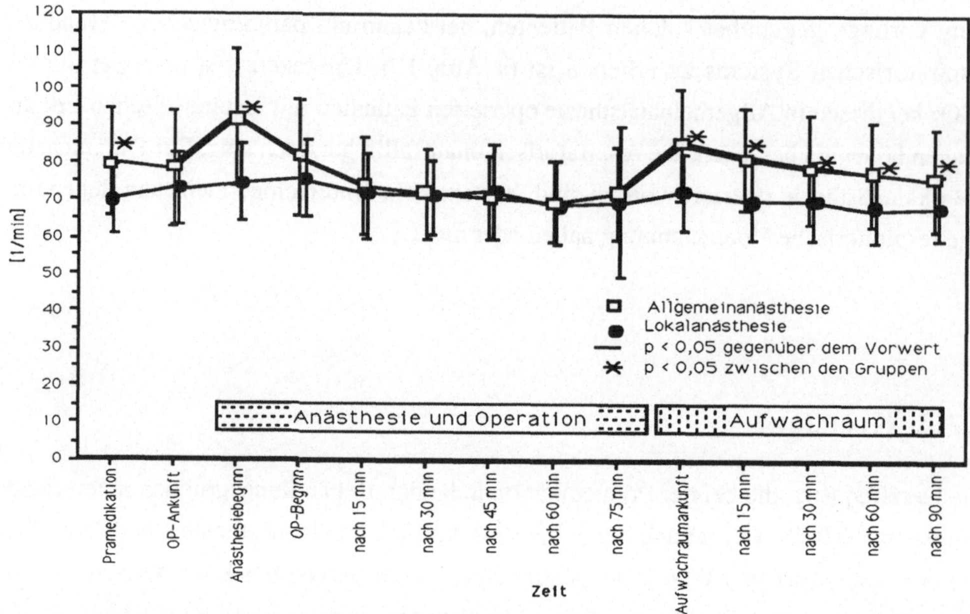

Abb. 11. Herzfrequenz ($\bar{x}$ ± s) bei je 30 in Allgemein- bzw. Lokalanästhesie am Auge operierten Patienten im Alter ab 60 Jahren

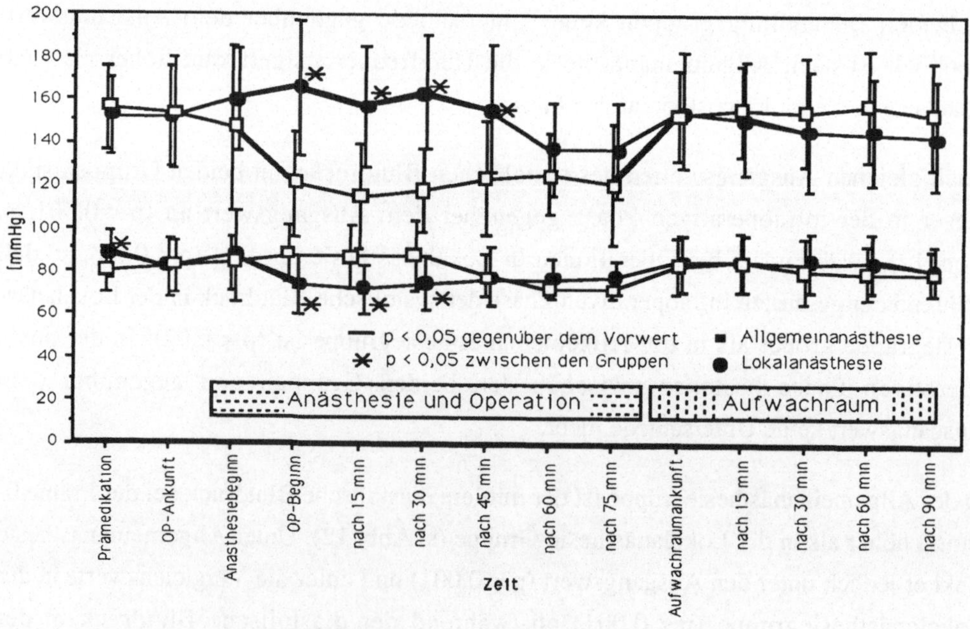

Abb. 12. Systolischer (*oben*) und diastolischer (*unten*) Blutdruck ($\bar{x}$ ± s) bei je 30 in Allgemein- bzw. Lokalanästhesie am Auge operierten Patienten im Alter ab 60 Jahren

Lokalanästhesiegruppe schon nach Anästhesiebeginn signifikant gegenüber dem Ausgangswert ansteigt ($p < 0,05$). In der postoperativen Phase bestehen, wie auch beim systolischen Blutdruck, keine signifikanten Unterschiede mehr gegenüber den Ausgangswerten und zwischen den Gruppen.

Das "rate-pressure product" (s. Abb. 13), das bei der Prämedikation in der Allgemeinanästhesiegruppe höher als in der Lokalanästhesiegruppe ist ($p < 0,001$), sinkt unter Narkose bis zum Operationsbeginn signifikant ab ($p < 0,001$), während es unter Lokalanästhesie bis in die postoperative Phase konstant bleibt. Hier im Aufwachraum hat das "rate-pressure product" die gleiche Höhe wie bei der Prämedikation, so daß es während der ganzen Phase signifikant höher ist als bei Patienten, die in Lokalanästhesie operiert worden sind.

Während und in den ersten 15 min nach dem Anlegen der Retrobulbäranästhesie verändern sich, abgesehen von wenigen Einzelwerten ($p < 0,05$), die Herzfrequenz und der systoliche Blutdruck nicht (s. Abb. 14 und 15). Lediglich der diastolische Blutdruck nimmt ab der 3. min gegenüber dem Ausgangswert ab ($p < 0,05$). Ventrikuläre oder supraventrikuläre Rhythmusstörungen sind nur in wenigen Fällen festgestellt worden.

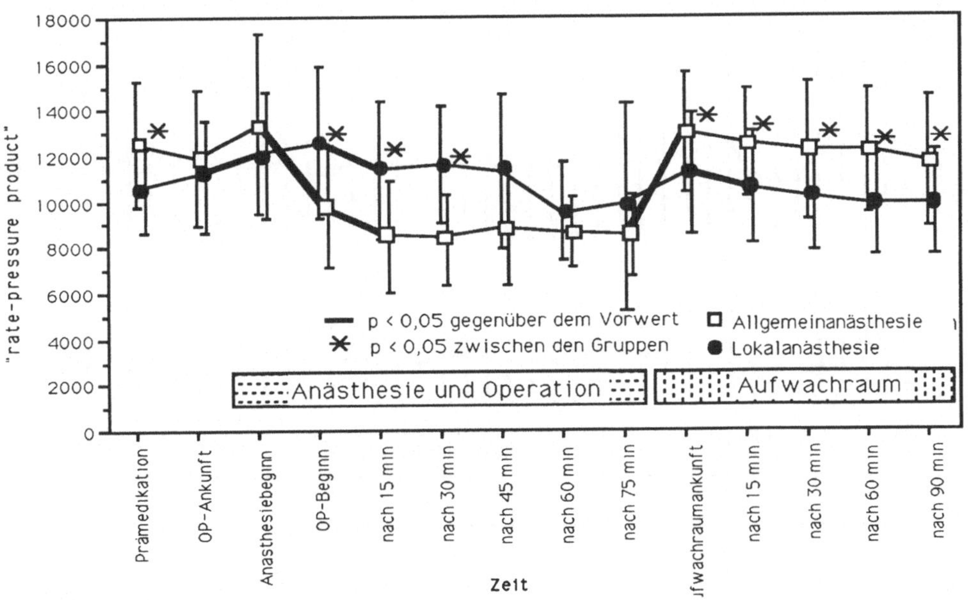

Abb. 13. "Rate-pressure product" ($\overline{x} \pm s$) bei je 30 in Allgemein- bzw. Lokalanästhesie am Auge operierten Patienten im Alter ab 60 Jahren

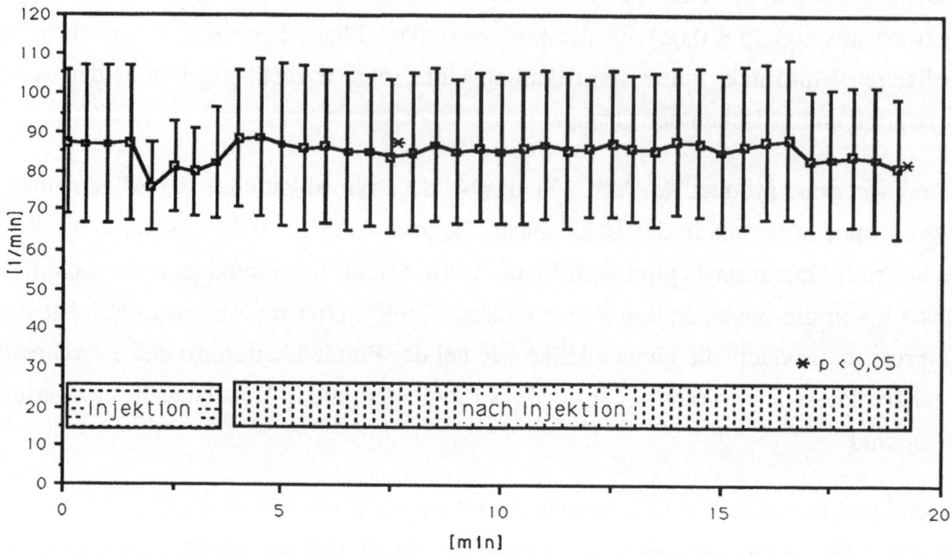

Abb. 14. Herzfrequenz ($\overline{x}$ ± s) während des Einspritzens der Lokalanästhesie für Augenoperationen (Retrobulbäranästhesie, Lidinfiltration und Fazialisblockade) bei 15 Patienten im Alter ab 60 Jahren ($\overline{x}$ ± s)

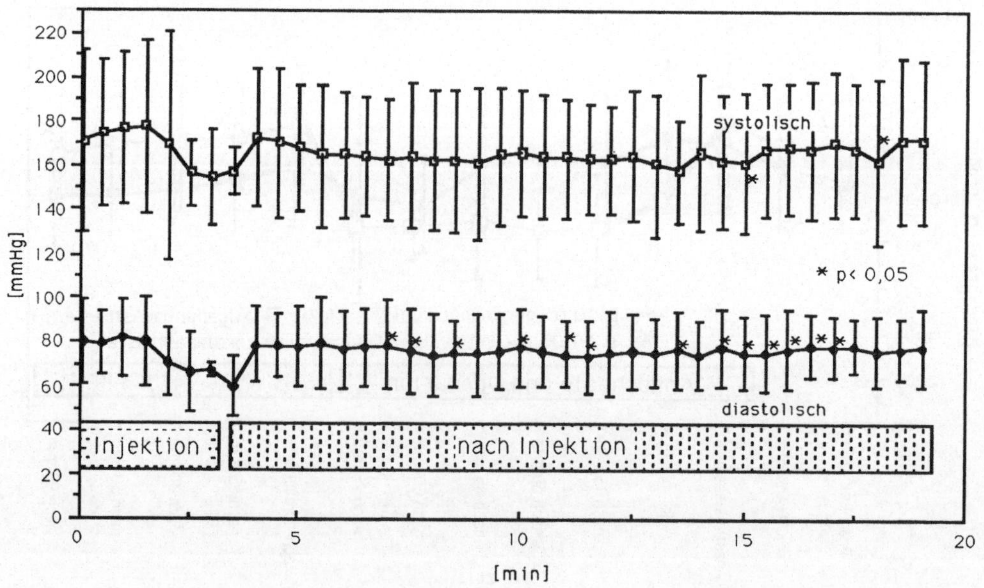

Abb. 15. Systolischer und diastolischer Blutdruck während des Einspritzens der Lokalanästhesie für Augenoperationen (Retrobulbäranästhesie, Lidinfiltration und Fazialisblockade) bei 15 Patienten im Alter ab 60 Jahren

Bei hypertonen Patienten mit einem systolischen Blutdruck über 160 mm Hg ergibt sich keine Veränderung des Blutdruckverlaufs und des Verlaufs des "rate-pressure product" gegenüber solchen Patienten, die keine Hypertonie in der Anamnese haben, wenn eine Allgemein- oder Lokalanästhesie durchgeführt wird (s. Abb. 16 und 17).

Auch bei Patienten mit und ohne koronare Herzkrankheit kann kein unterschiedlicher Verlauf der Parameter Blutdruck und "rate-pressure product" gesehen werden (s. Abb. 18 und 19).

Der systolische und diastolische Blutdruck sowie das "rate-pressure product" zeigen die gleichen Verläufe bei herzinsuffizienten und herzgesunden Patienten (s. Abb. 20 und 21).

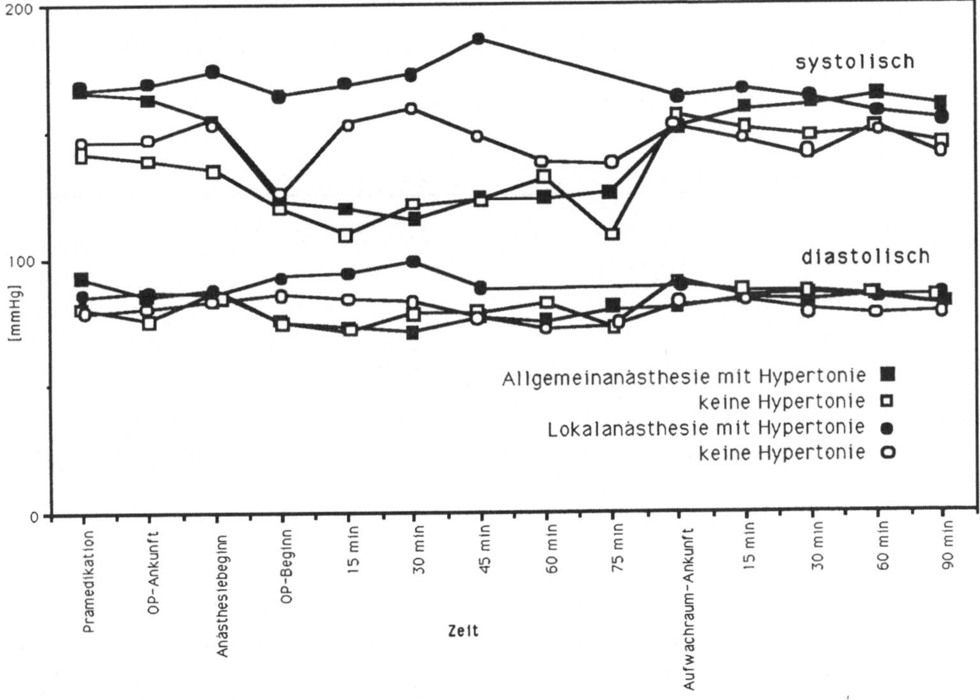

Abb. 16. Systolischer und diastolischer Blutdruck ($\overline{x}$) bei in Allgemein- bzw. Lokalanästhesie am Auge operierten Patienten im Alter ab 60 Jahren in Abhängigkeit vom Vorliegen einer Hypertonie mit einem systolischen Blutdruck über 160 mm Hg

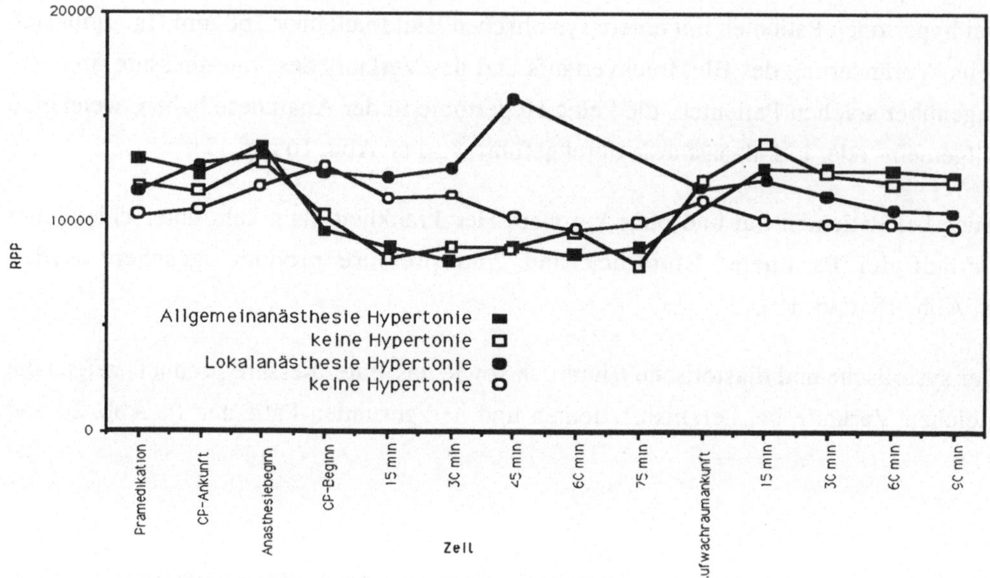

Abb. 17. "Rate-pressure product" (*RPP*, $\overline{x}$) bei in Allgemein- bzw. Lokalanästhesie am Auge operierten Patienten im Alter ab 60 Jahren in Abhängigkeit vom Vorliegen einer Hypertonie mit einem systolischen Blutdruck über 160 mm Hg

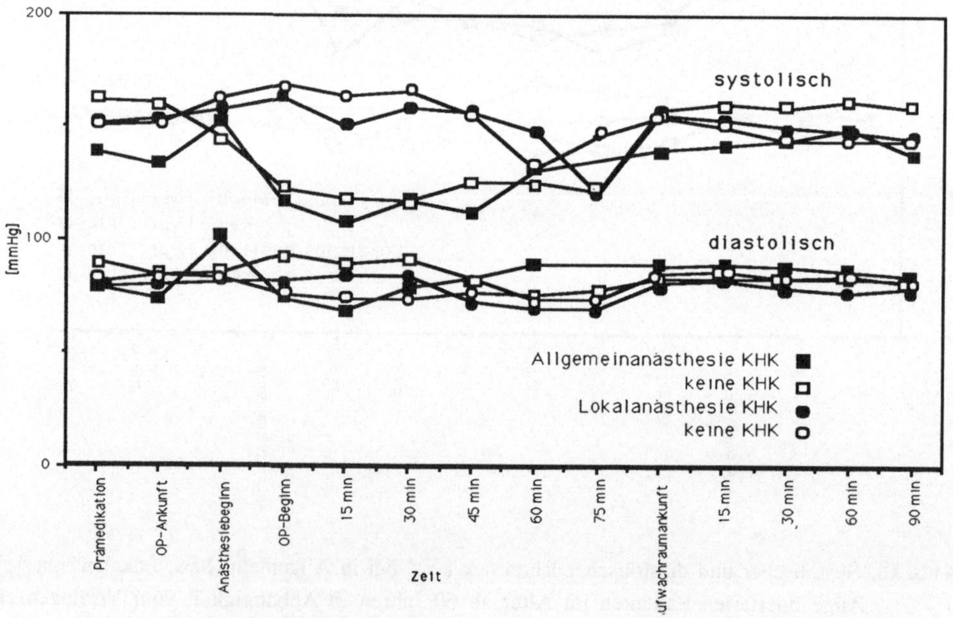

Abb. 18. Systolischer und diastolischer Blutdruck ($\overline{x}$) bei in Allgemein- bzw. Lokalanästhesie am Auge operierten Patienten im Alter ab 60 Jahre in Abhängigkeit vom Vorliegen einer koronaren Herzkrankheit (*KHK*)

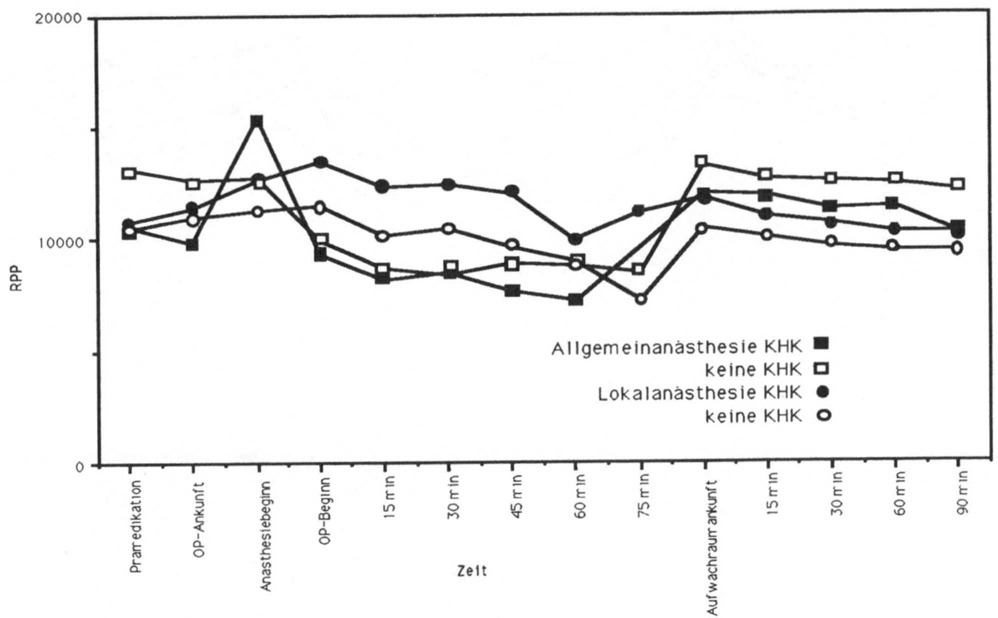

Abb. 19. "Rate-pressure product" (*RPP*, $\overline{x}$) bei in Allgemein- bzw. Lokalanästhesie am Auge operierten Patienten im Alter ab 60 Jahre in Abhängigkeit vom Vorliegen einer koronaren Herzkrankheit (*KHK*)

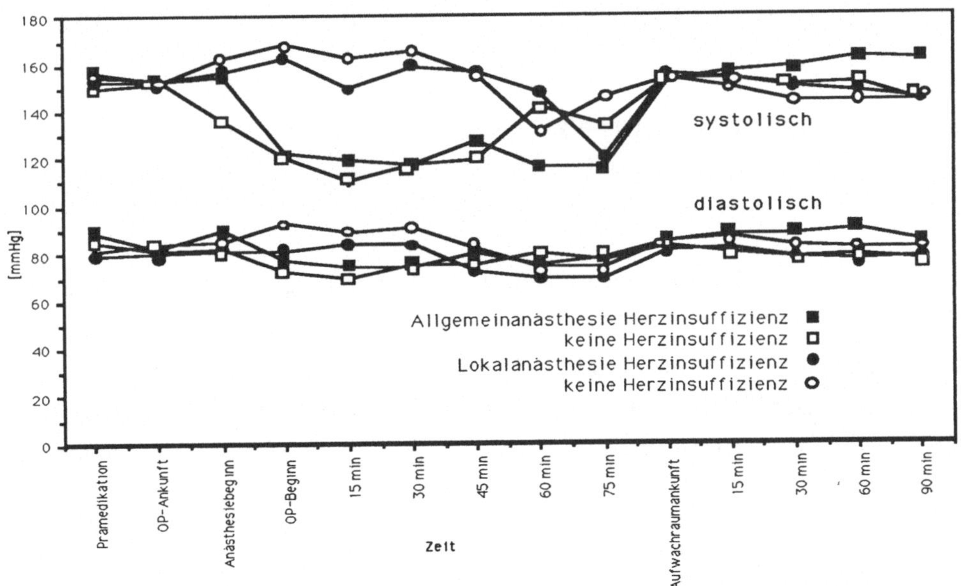

Abb. 20. Systolischer und diastolischer Blutdruck ($\overline{x}$) bei in Allgemein- bzw. Lokalanästhesie am Auge operierten Patienten im Alter ab 60 Jahren in Abhängigkeit vom Vorliegen einer Herzinsuffizienz

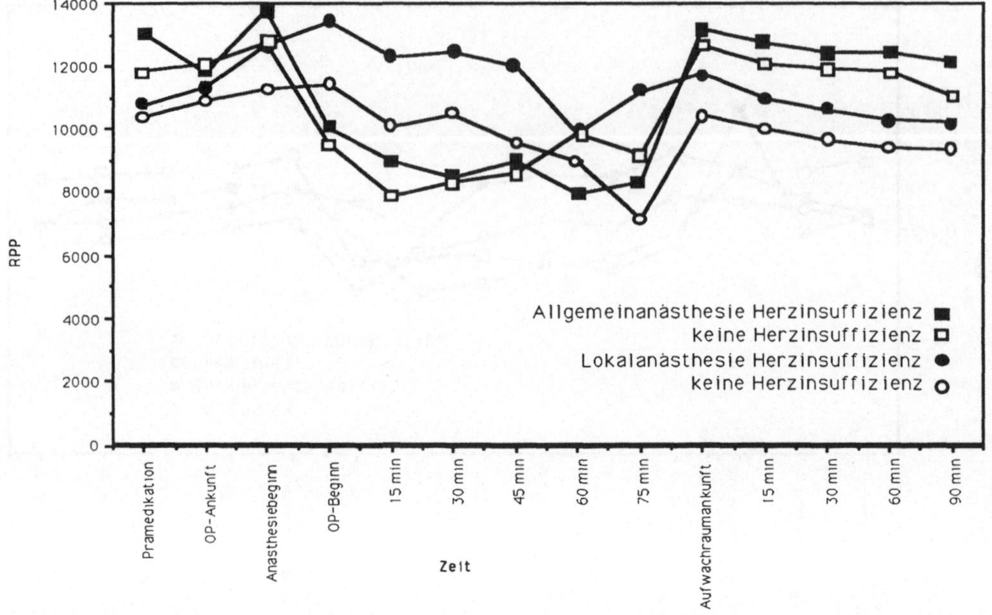

Abb. 21. "Rate-pressure product" (*RPP*, $\overline{x}$) bei in Allgemein- bzw. Lokalanästhesie am Auge operierten Patienten im Alter ab 60 Jahren in Abhängigkeit vom Vorliegen einer Herzinsuffizienz

3.2.4 Perioperativer Streß

Angst

Die mit dem State-Trait-Anxiety-Inventory nach Spielberger gemessene akute Angst (STAI 1) verändert sich bei Patienten, die sich intraokularen Eingriffen unterziehen müssen (Gruppe II), weder in der Lokal- noch in der Allgemeinanästhesiegruppe vom Vortag der Operation zum Morgen vor der Operation und bis zum Zeitpunkt 4 h nach der Operation (s. Abb. 22). Auch zwischen den beiden Gruppen besteht kein signifikanter Unterschied.

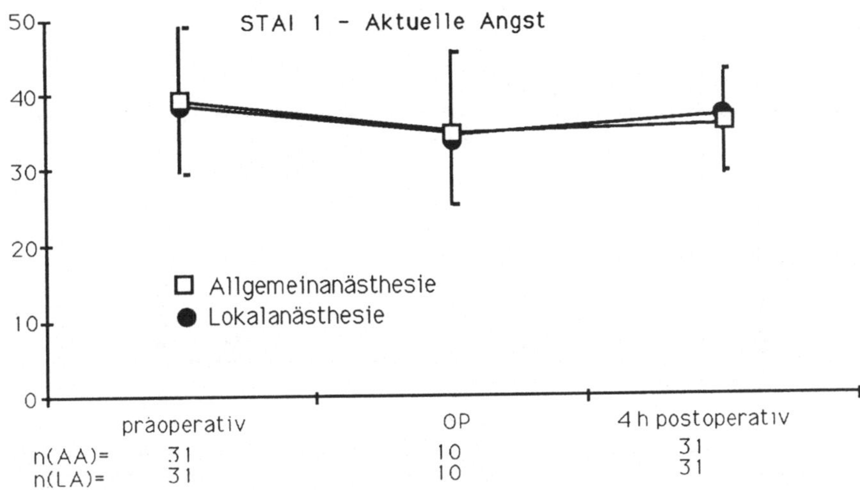

Abb. 22. Aktuelle Angst bei Patienten, die in Lokalanästhesie (*LA*) oder Allgemeinanästhesie (*AA*)am Auge operiert wurden (Gruppe II)

Das gleiche gilt auch für die Messung der allgemeinen Angst (STAI 2). Auch hier zeigt sich weder ein Unterschied von Meßzeitpunkt zu Meßzeitpunkt noch zwischen den Gruppen (s. Abb. 23).

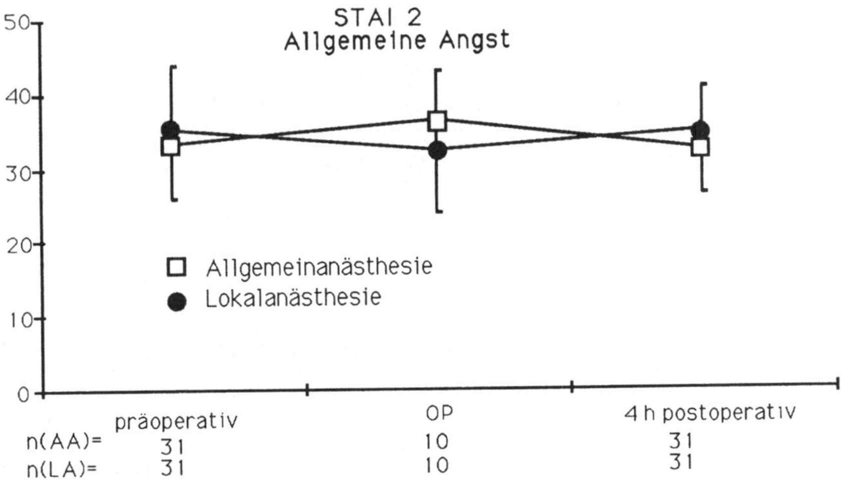

Abb. 23. Allgemeine Angst bei Patienten, die in Lokalanästhesie (*LA*) oder Allgemeinanästhesie (*AA*) am Auge operiert wurden (Gruppe II)

Katecholamine

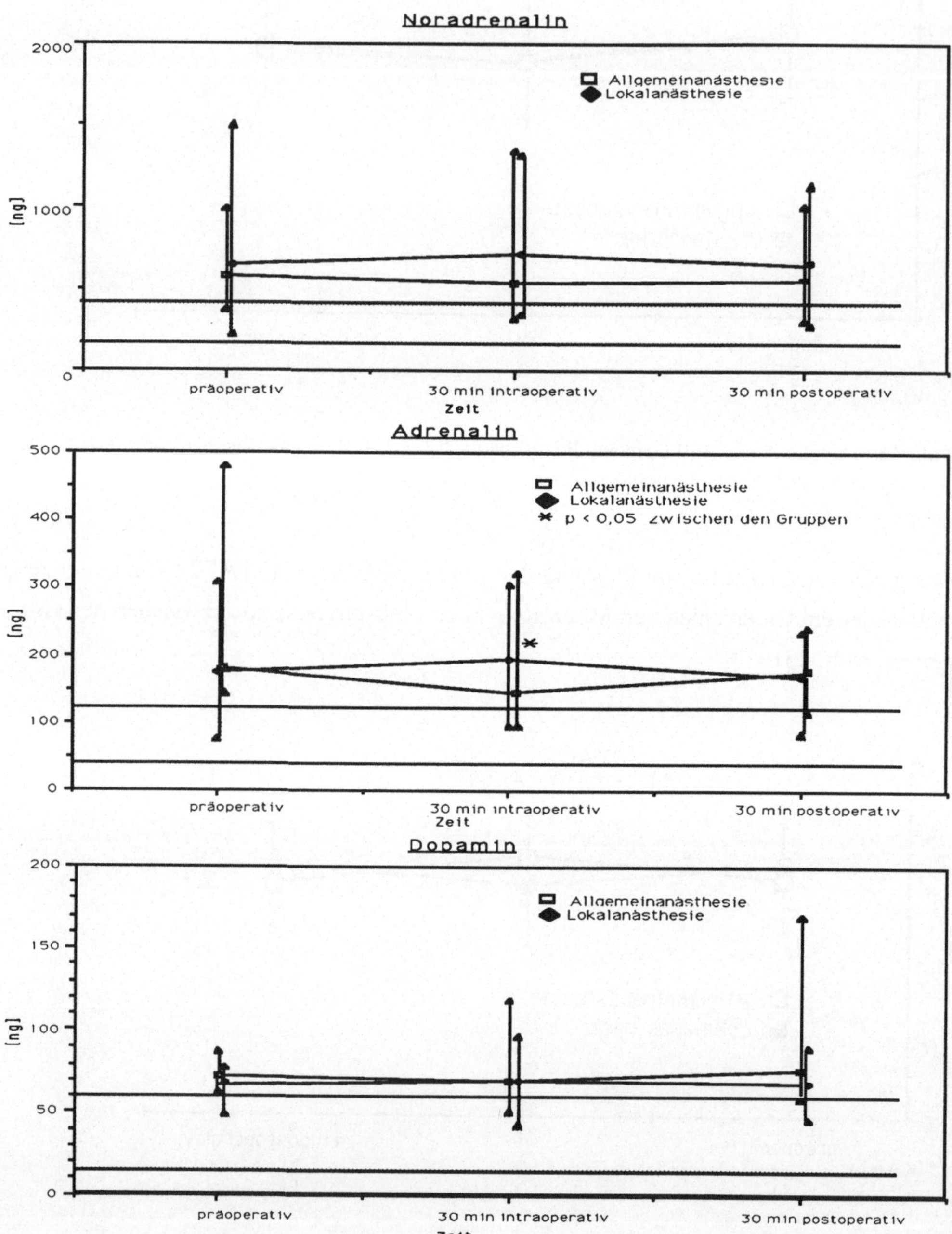

Abb. 24

Abb. 24 (vorhergehende Seite). Perioperativ gemessene Noradrenalin-, Adrenalin- und Dopaminplasmaspiegel bei je 10 Patienten im Alter ab 60 Jahren, die in Allgemein- oder Lokalanästhesie am Auge operiert wurden (Median-, Minimal- und Maximalwerte, *der schraffierte Bereich* gibt den Normalbereich an)

Die perioperativ gemessenen Katecholaminspiegel zeigen keine Veränderungen gegenüber dem Ausgangswert für Noradrenalin, Adrenalin und Dopamin in beiden Gruppen (s. Abb. 24). Auch von Meßzeitpunkt zu Meßzeitpunkt bestehen keine Unterschiede. Lediglich der Adrenalinspiegel ist unter Allgemeinanästhesie signifikant niedriger als unter Lokalanästhesie.

Postoperativer Schmerz und Sedierung

Nach Augenoperationen in Allgemeinanästhesie treten postoperative Schmerzen eher auf als nach Lokalanästhesie. Dieser Unterschied ist jedoch nur nach 15 und 60 min signifikant (s. Abb. 25). Vier Patienten in der Allgemeinanästhesie- und 5 Patienten in der Lokalanästhesiegruppe haben in den ersten 8 h postoperativ ein Analgetikum erhalten (s. Tabelle 6).

Tabelle 6. Postoperative Analgetikagabe bei je 10 Patienten im Alter ab 60 Jahren, die in Allgemein- oder Lokalanästhesie am Auge operiert wurden

Patientennummer	Anästhesieart	Medikament			Zeit postoperativ	
13	Allgemeinanästhesie	3,75	mg	Piritramid	90	min
		1	g	Paracetamol	5	h
14	Allgemeinanästhesie	7,5	mg	Piritramid	60	min
17	Allgemeinanästhesie	7,5	mg	Piritramid	45	min
67	Allgemeinanästhesie	1	g	Paracetamol	2	h
25	Lokalanästhesie	1	Tbl.	Gelonida	5	h
33	Lokalanästhesie	600	mg	Paracetamol	4	h
36	Lokalanästhesie	1	Tbl.	Gelonida	8	h
45	Lokalanästhesie	1	Tbl.	Gelonida	4	h
		1	Tbl.	Gelonida	5,5	h
46	Lokalanästhesie	600	mg	Paracetamol	4	h

Das postoperative Schmerzverhalten unterscheidet sich nicht, wenn für die Lokalanästhesie Mepivacain 3 % allein oder in einer Mischung im Verhältnis 1:1 mit Bupivacain 0,5 % verwendet wird (s. Abb. 26 und 27).

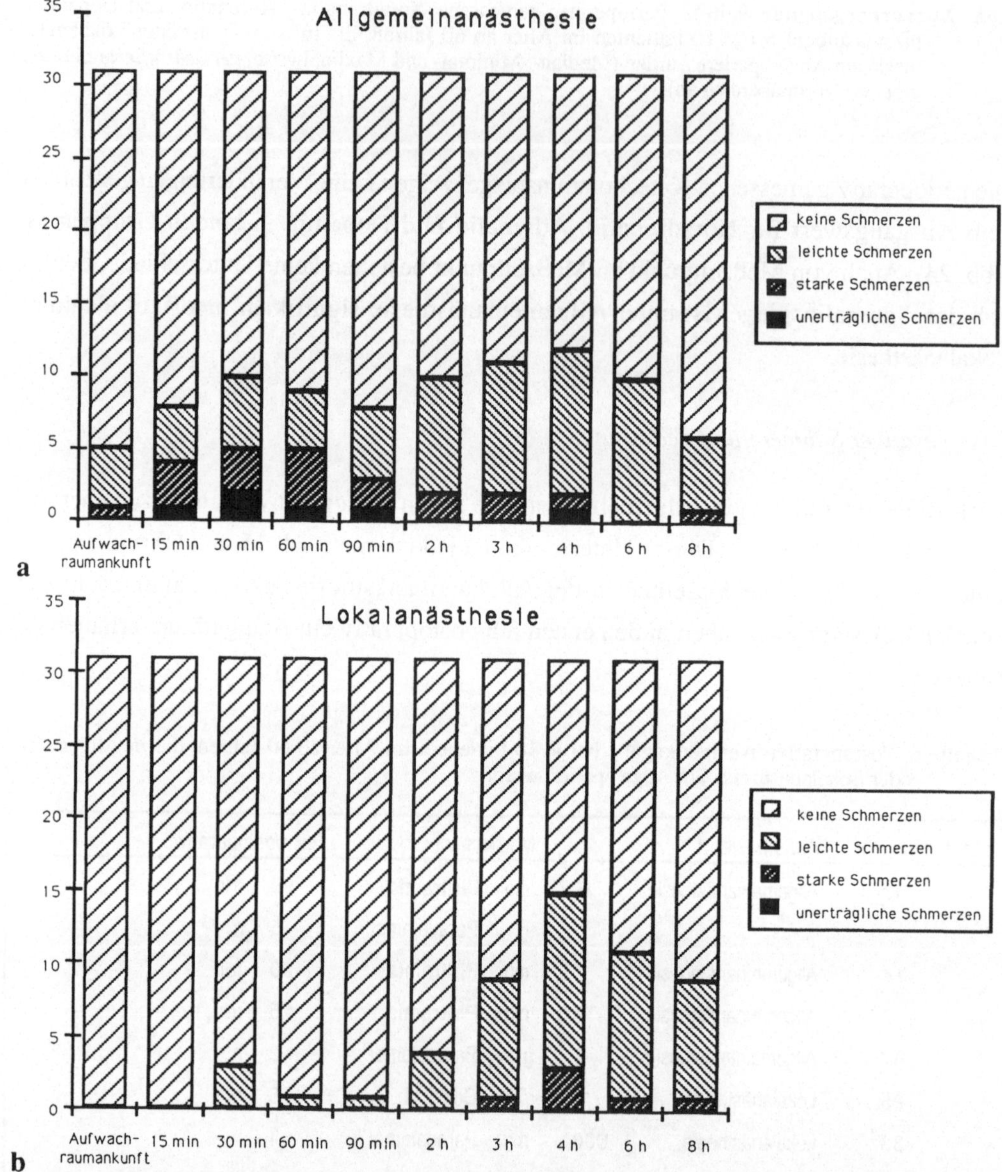

Abb. 25 a, b. Schmerzverhalten nach Augenoperationen bei je 31 Patienten im Alter ab 60 Jahren, die in **a** Allgemein- bzw. **b** Lokalanästhesie am Auge operiert wurden (Gruppe II, Signifikanzangaben im Text)

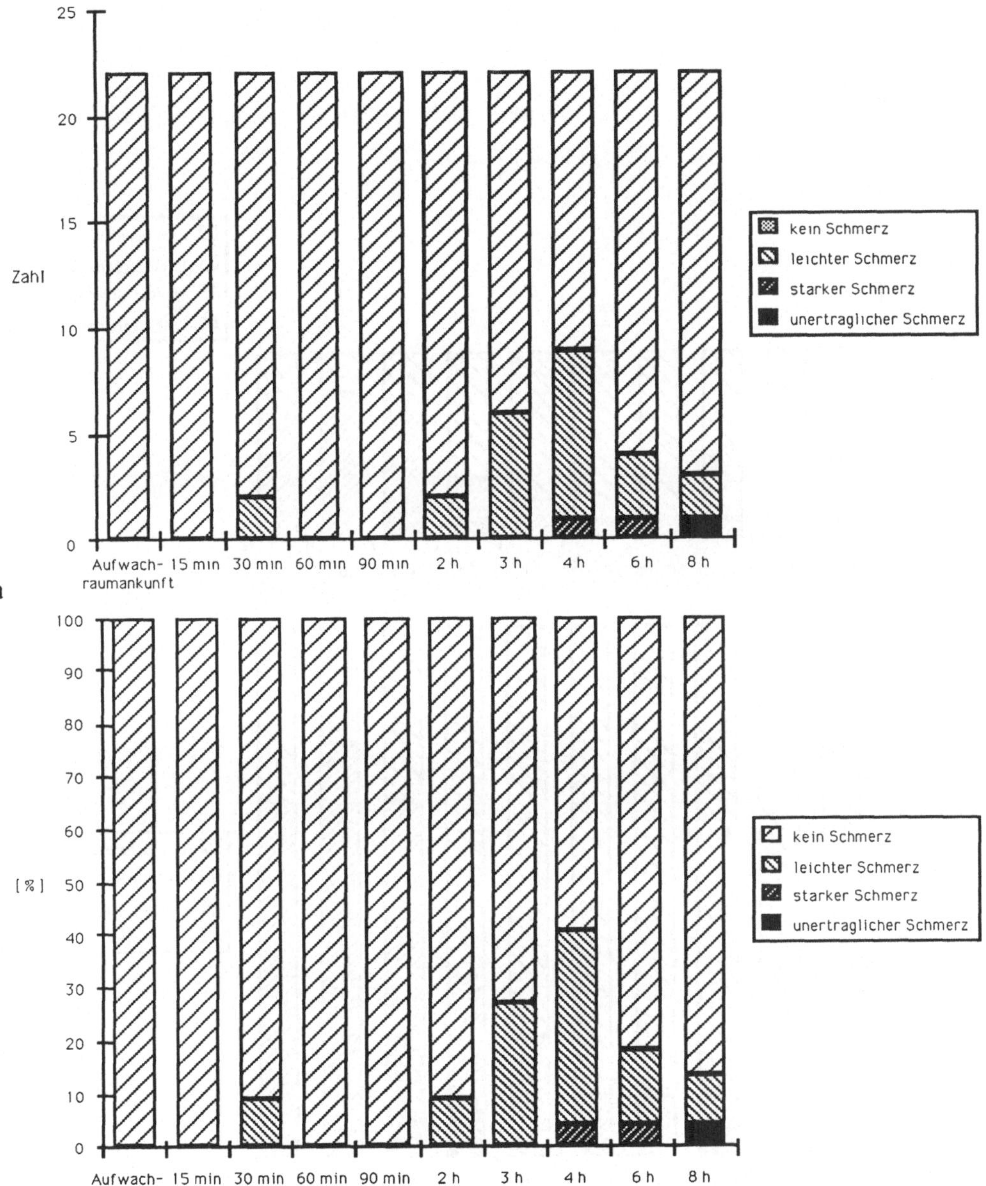

Abb. 26a, b. Postoperatives Schmerzverhalten bei Patienten im Alter ab 60 Jahren, bei denen für eine Augenoperation die Lokalanästhesie mit Mepivacain 3 % durchgeführt wurde; **a** absolute Häufigkeiten, **b** relative Häufigkeiten in Prozent

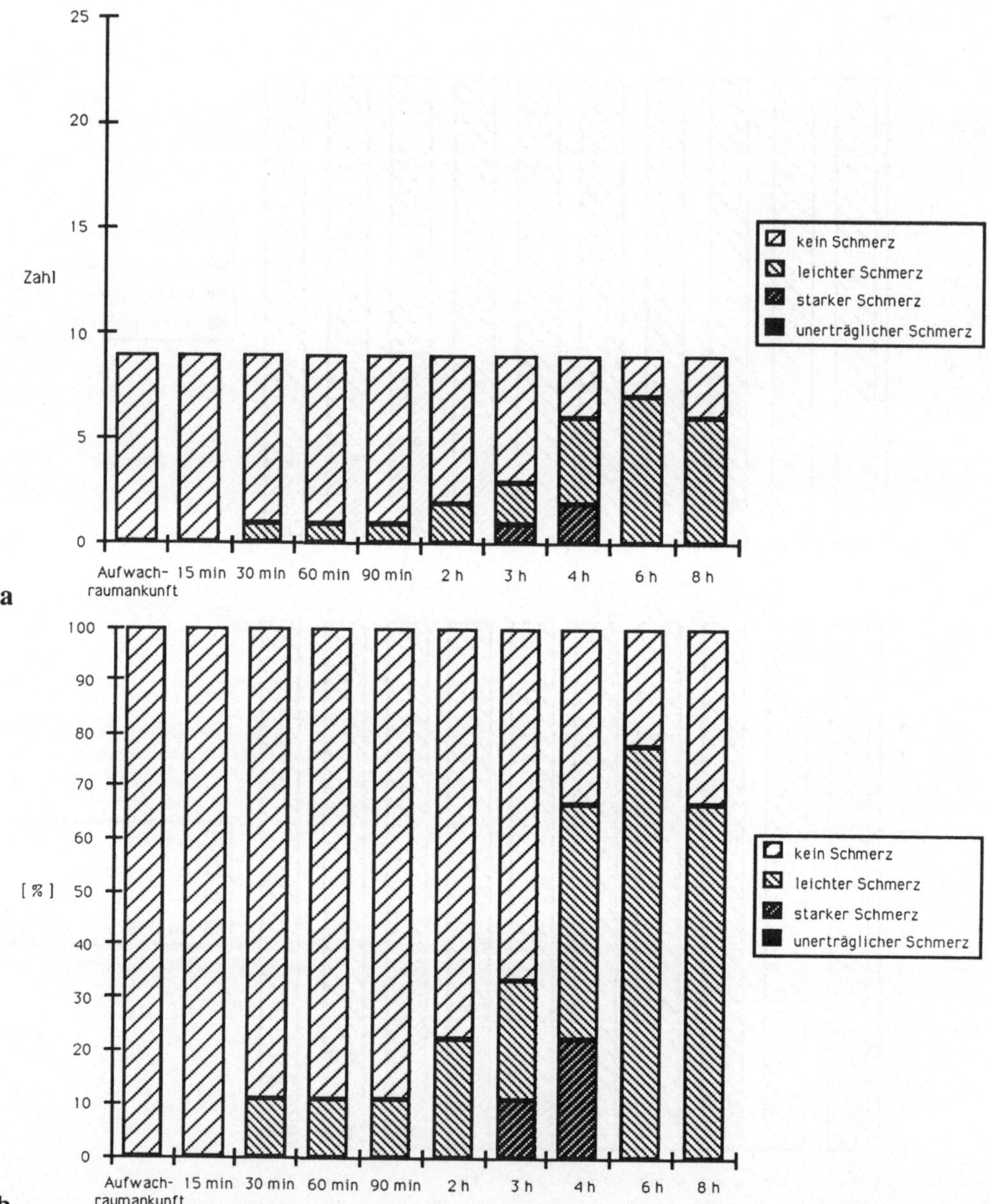

Abb. 27 a, b. Postoperatives Schmerzverhalten bei Patienten im Alter ab 60 Jahren, bei denen für eine Augenoperation die Lokalanästhesie mit einer Mischung aus Mepivacain 3 % und Bupivacain 0,5 % im Verhältnis 1:1 durchgeführt wurde; **a** absolute Häufigkeiten, **b** relative Häufigkeiten in Prozent

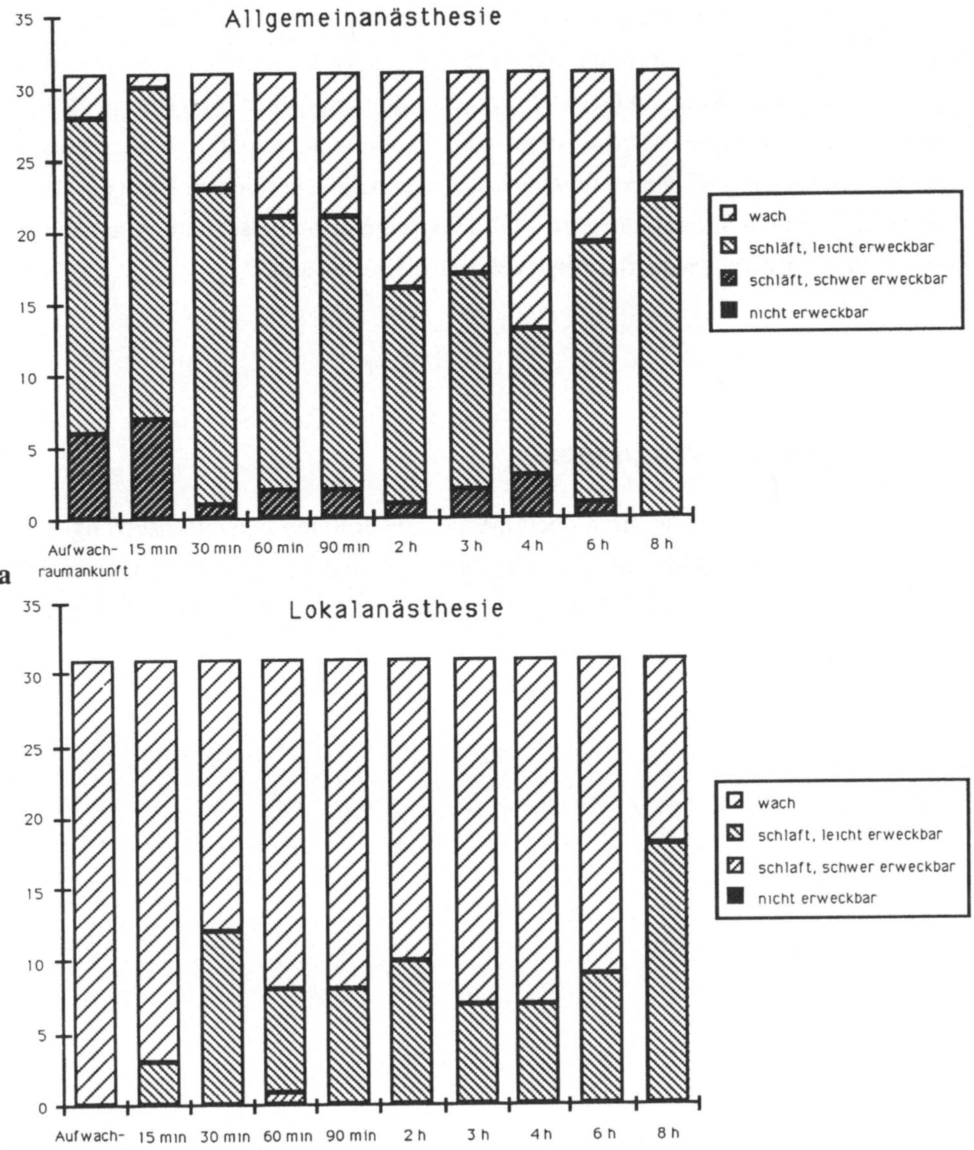

Abb. 28 a, b. Postoperatives Schlaf-Wach-Verhalten nach Augenoperationen bei je 31 Patienten im Alter ab 60 Jahren, die in Allgemein- (**a**) bzw. Lokalanästhesie (**b**) am Auge operiert wurden (Gruppe II, Signifikanzangaben im Text)

Postoperativ sind die Patienten, die eine Allgemeinanästhesie erhalten haben, in den ersten 90 min signifikant stärker sediert als die, die in Lokalanästhesie operiert worden sind (s. Abb. 28).

23 Patienten, bei denen eine Allgemeinanästhesie geplant worden ist, haben dieses Verfahren auch gewünscht, 8 von ihnen hätten lieber eine Lokalanästhesie gehabt. In der Gruppe der Lokalanästhesie sind 25 Patienten mit dem geplanten Verfahren zufrieden gewesen, 6 hätten lieber die Alternative gewählt. Postoperativ hätten sich alle Patienten bei einem weiteren Eingriff wieder für eine Lokalanästhesie entschieden. Nach der Allgemeinanästhesie hätten 5 beim nächsten Mal lieber eine örtliche Betäubung gehabt, die anderen 26 hätten jedoch wieder die Allgemeinanästhesie gewählt.

3.2.5 Operationsbedingungen

Die mit einer 4-Punkte-Skala durch den Operateur beurteilten Operationsbedingungen unterscheiden sich lediglich bei den Angaben "gut sediert" und "nicht ängstlich" ($p < 0,05$). Bei den Qualitäten "ruhig", "still gelegen", "schmerzfrei" und "Operationsbedingungen gut" sind keine signifikanten Unterschiede festgestellt worden (s. Tabelle 7).

Tabelle 7. Mit einer 4-Punkte-Skala durch den Operateur beurteilte Operationsbedingungen bei je 30 Patienten im Alter ab 60 Jahren, die in Allgemein- bzw. Lokalanästhesie am Auge operiert wurden (* $p < 0{,}05$ gegenüber der Vergleichsgruppe)

	Allgemeinanästhesie	Lokalanästhesie
ruhig		
sehr	29	25
ziemlich	1	3
wenig	0	1
gar nicht	0	1
gut sediert		
sehr	*30	23
ziemlich	0	5
wenig	0	2
gar nicht	0	0
nicht ängstlich		
sehr	*30	26
ziemlich	0	4
wenig	0	0
gar nicht	0	0
still gelegen		
sehr	29	22
ziemlich	1	6
wenig	0	1
gar nicht	0	1
schmerzfrei		
sehr	28	24
ziemlich	2	4
wenig	0	2
gar nicht	0	0
Operationsbedingungen gut		
sehr	25	24
ziemlich	3	2
wenig	1	3
gar nicht	1	1

3.2.6 Intraokularer Druck

Der intraokulare Druck ist vor der Operation in beiden Behandlungsgruppen gleich (s. Abb. 29). Während er sich nach Narkoseeinleitung nicht verändert, steigt er nach Anlegen der Retrobulbäranästhesie und Durchführung einer 15minütigen Okulopression signifikant gegenüber dem Ausgangswert an. Der intraokulare Druck ist dann zu Beginn der Operation, etwa 15 min nach Setzen der Lokalanästhesie, höher als unter Allgemeinanästhesie.

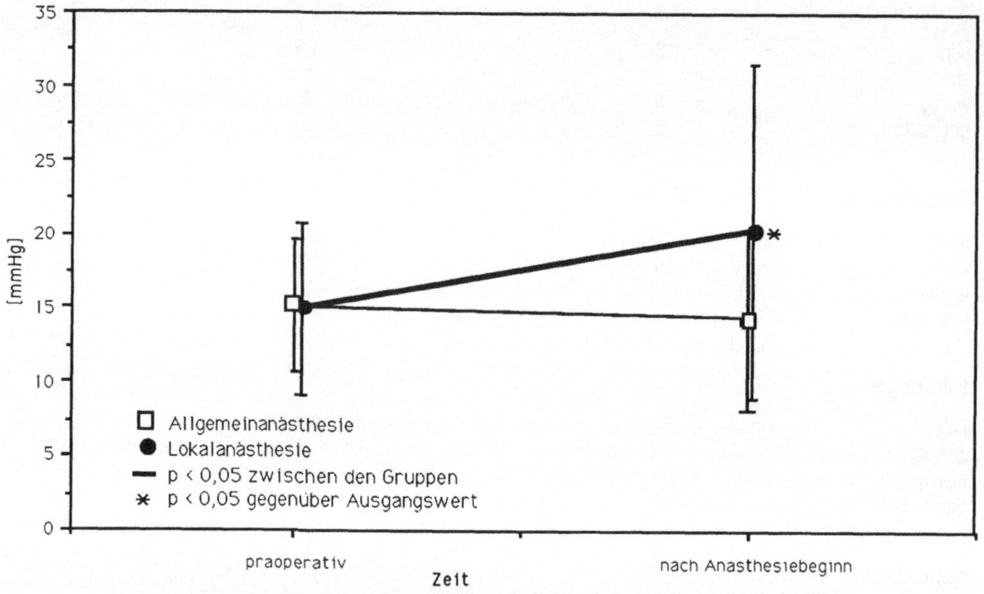

Abb. 29. Intraokularer Druck ($\overline{x}$ ± s) bei je 30 Patienten im Alter ab 60 Jahren, bei denen eine Augenoperation in Allgemein- bzw. Lokalanästhesie durchgeführt wurde

3.2.7 Lokalanästhetikaspiegel

Die allgemeinen Daten der Patienten der Gruppe III, bei denen nach Lokalanästhesie des Auges mit 10 ml (= 300 mg) Mepivacain 3 % unabhängig vom Alter eine Kinetik der Mepivacainplasmakonzentrationen durchgeführt worden ist, zeigt Tabelle 8. Dabei sind im Mittel 4,5 mg/kg KG Mepivacain gegeben worden, die Extreme liegen zwischen 3,5 und 5,5 mg/kg KG. Die Plasmaspiegel zeigen ihr Maximum nach 15 min, dann fallen sie ab (s. Abb. 30). Eine Abhängigkeit der Mepivacainspiegel von der auf das Körpergewicht bezogenen Mepivacainmenge, die injiziert worden ist, besteht nicht.

Tabelle 8. Allgemeine Daten und auf das Körpergewicht bezogene Mepivacaindosierung der 15 Patienten, bei denen die Mepivacainspiegel nach Lokalanästhesie am Auge im Plasma untersucht wurden

	n		Alter (Jahre)	Gewicht [kg]	Größe [cm]	Mepivacain [mg/kg KG]
männlich:	4	$\bar{x}$	70,93	68,13	165,60	4,49
weiblich:	11	s	6,24	9,81	7,39	0,63
		min	60	55	155	3,53
		max	80	85	182	5,45

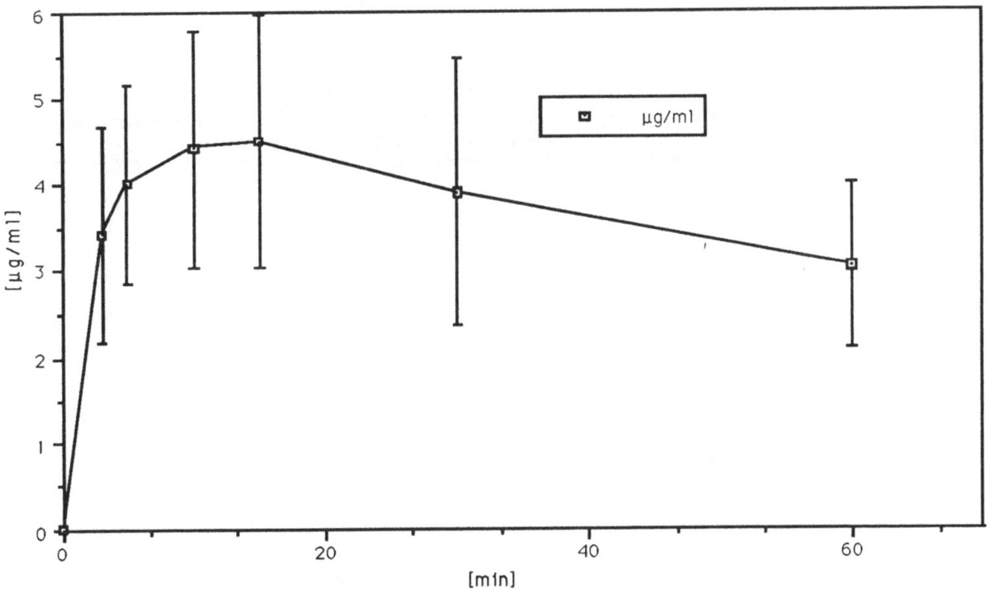

Abb. 30. Mepivacainspiegel ($\bar{x}$ ± s) nach Lokalanästhesie am Auge bei 15 Patienten ab 60 Jahren mit 10 ml Mepivacain 3 % unabhängig vom Gewicht

3.3 Verlaufsuntersuchungen

3.3.1 Vorbestehende Krankheiten

In dem Beobachtungszeitraum über insgesamt 1 Jahr sind 469 Patienten ab 60 Jahre erfaßt worden, die in Lokalanästhesie operiert worden sind, und 112 Patienten dieser Altersgruppe, bei denen eine Augenoperation in Allgemeinanästhesie durchgeführt worden ist. Die Patienten unterscheiden sich nicht hinsichtlich von Geschlecht, Alter, Gewicht und Größe (s. Tabelle 9). Die in Allgemeinanästhesie operierten Patienten werden jedoch besser in die ASA-Klassen eingestuft als die in Lokalanästhesie operierten.

Es sind mehr Tränenwegsoperationen (Toti) und solche, die unter "andere" eingeordnet worden sind, in Allgemeinanästhesie als in Lokalanästhesie durchgeführt worden ($p < 0,0001$). Dem gegenüber sind vor allem Kataraktoperationen häufiger in Lokalanästhesie vorgenommen worden (s. Abb. 31).

Tabelle 9. Allgemeine demographische Daten von 469 über ein Jahr untersuchten Patienten der Ophthalmochirurgie im Alter ab 60 Jahren (* $p < 0,05$)

	Anzahl		Alter (Jahre)	Gewicht [kg]	Größe [cm]	ASA-Klassen	
Allgemeinanästhesie							
gesamt	112	$\bar{x}$	72,4	68,7	165,0	*1	12
männlich	45	s	7,3	13,7	8,8	2	27
weiblich	67	min	60	43	139	3	71
		max	88	112	180	4	2
Lokalanästhesie							
gesamt	469	$\bar{x}$	73,6	69,7	164,2	1	46
männlich	173	s	7,3	13,8	11,5	2	144
weiblich	296	min	60	35	142	3	256
		max	97	172	184	4	23

Patienten, die in Allgemeinanästhesie operiert worden sind, haben häufiger eine Herzinsuffizienz und Asthma bronchiale (s. Abb. 32 und 33).

Leberzirrhose, leichte Dehydratation und Desorientiertheit sind im Gegensatz zum Diabetes mellitus, der v. a. in der Gruppe der Lokalanästhesiepatienten auftritt, häufiger bei den in Allgemeinanästhesie operierten Patienten zu finden (s. Abb. 34). Demgegenüber besteht bezüglich der Medikamentenanamnese kein Unterschied zwischen den beiden Gruppen (Abb. 35).

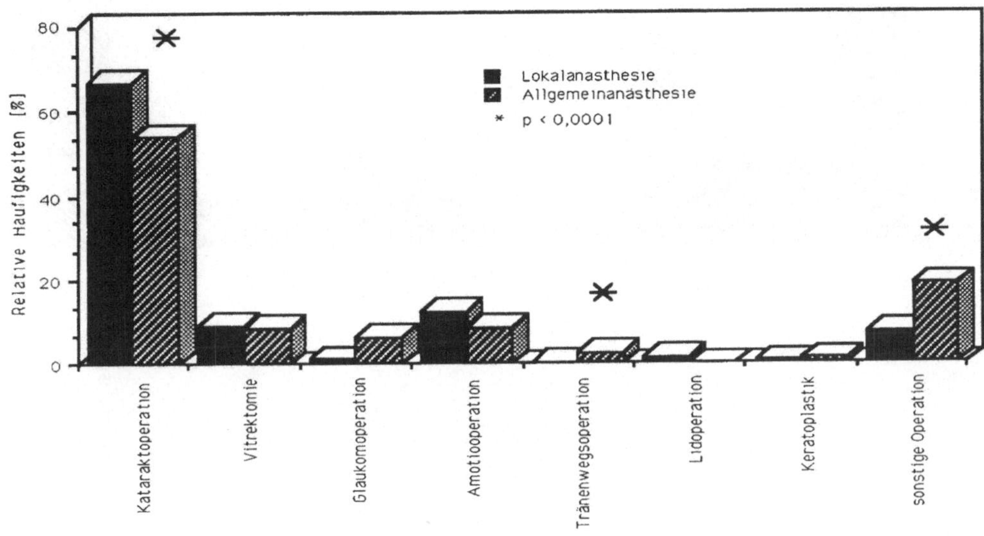

Abb. 31. Verteilung der verschiedenen Operationsverfahren auf die über 1 Jahr untersuchten Patienten der Ophthalmochirurgie im Alter ab 60 Jahren

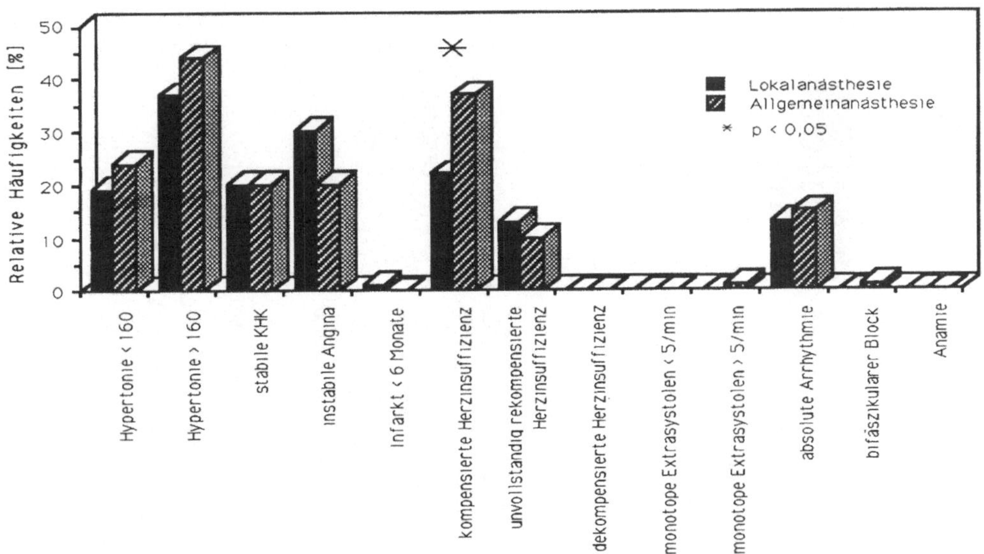

Abb. 32. Verteilung kardiozirkulatorischer Erkrankungen auf die über 1 Jahr untersuchten Patienten der Ophthalmochirurgie im Alter ab 60 Jahren

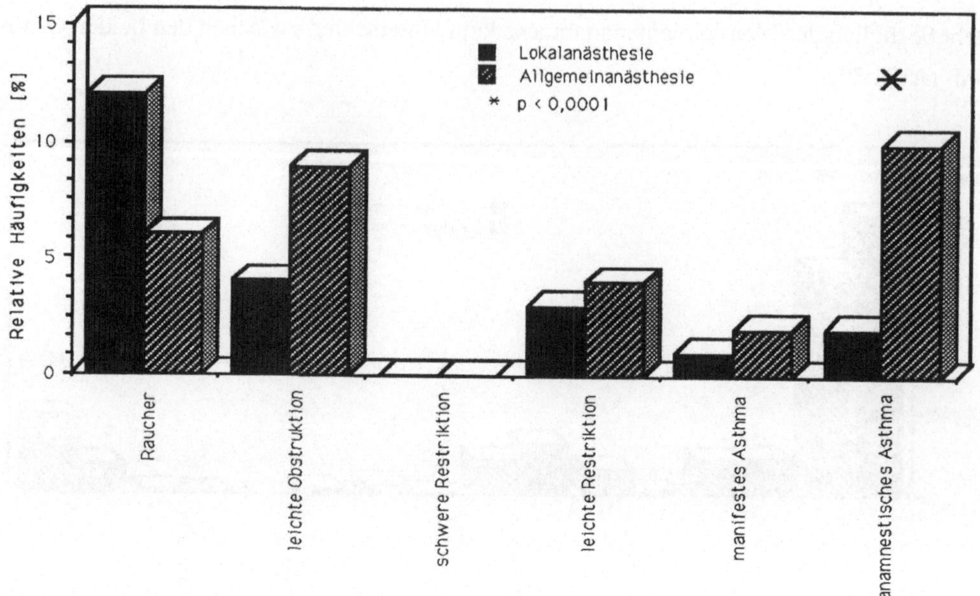

Abb. 33. Verteilung respiratorischer Erkrankungen auf die über 1 Jahr untersuchten Patienten der Ophthalmochirurgie im Alter ab 60 Jahren

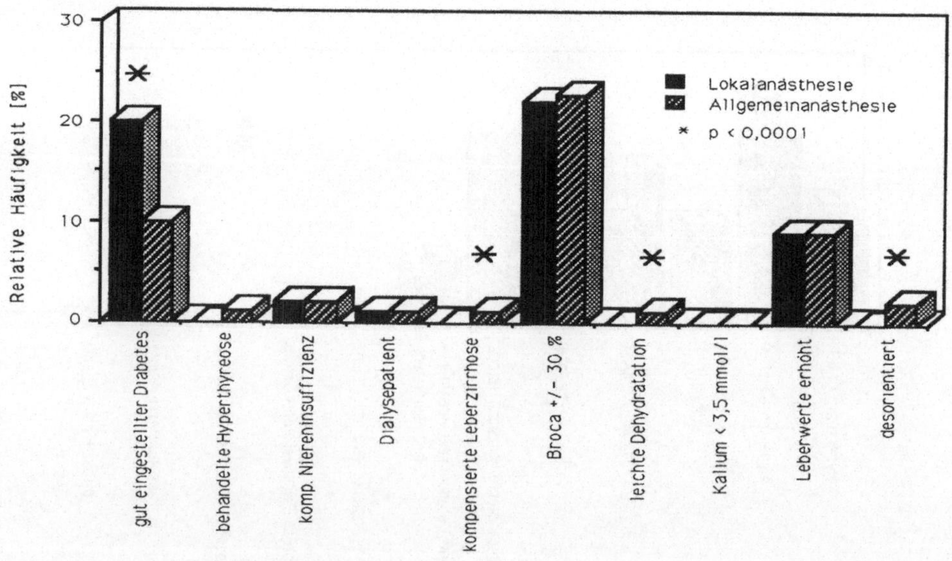

Abb. 34. Verteilung metabolischer und respiratorischer Erkrankungen auf die über 1 Jahr untersuchten Patienten der Ophthalmochirurgie im Alter ab 60 Jahren

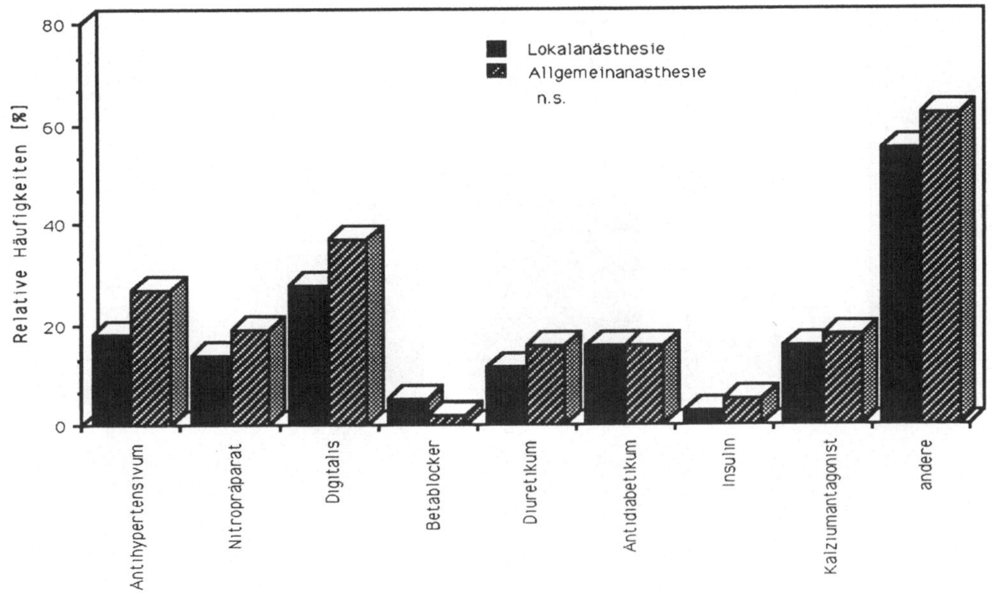

Abb. 35. Medikamentenanamnese der über 1 Jahr untersuchten Patienten der Ophthalmochirurgie im Alter ab 60 Jahren

3.3.2 Rekonvaleszenz

Die Zeiten der postoperativen Rekonvaleszenz sind nach Lokalanästhesie kürzer als nach Allgemeinanästhesie; z.B. die Zeiten, in denen sich die Patienten hauptsächlich im Bett aufgehalten haben ($p < 0,0001$), die Zeiten des stationären Aufenthalts ($p < 0,01$) und die Zeit, bis zu der sich die Patienten wieder so gefühlt haben wie vor der Operation ($p < 0,005$, s. Abb. 36). Die Zeit bis zum ersten kurzen Aufstehen - etwa der Gang zur Toilette - ist unabhängig vom Anästhesieverfahren gleich lang.

3.3.3 Postoperative Komplikationen

Postoperativ wird nach Allgemeinanästhesie häufiger als nach Lokalanästhesie Übelkeit und Erbrechen ($p < 0,005$) Fieber ($p < 0,05$) und keine faßbare Verbesserung des Sehvermögens ($p < 0,005$) angegeben (s. Abb. 37).

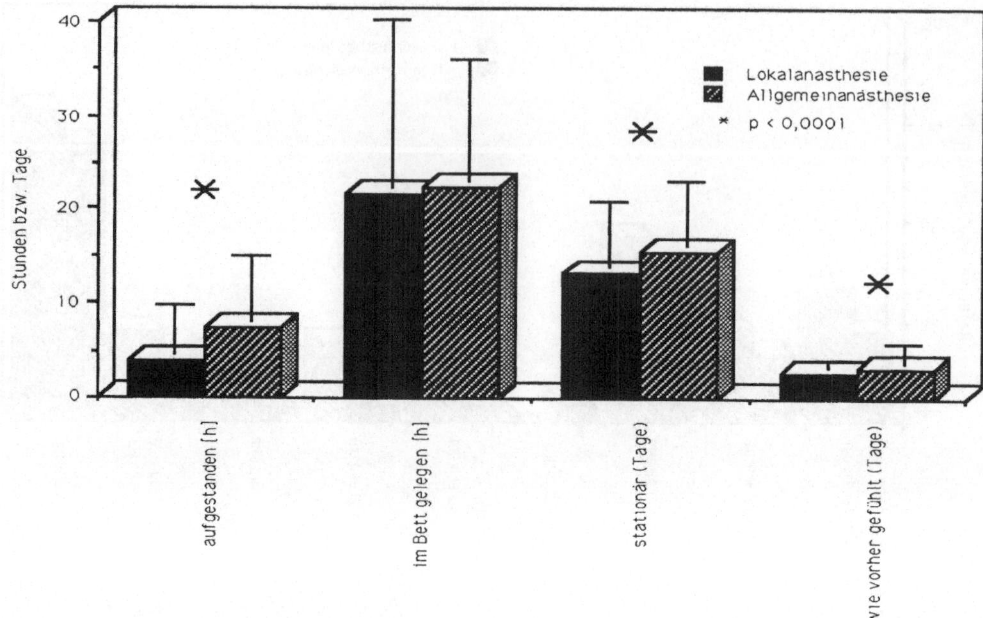

Abb. 36. Rekonvaleszenzzeit der über ein Jahr untersuchten Patienten der Ophthalmochirurgie im Alter ab 60 Jahren ($\overline{x}$ ± SD)

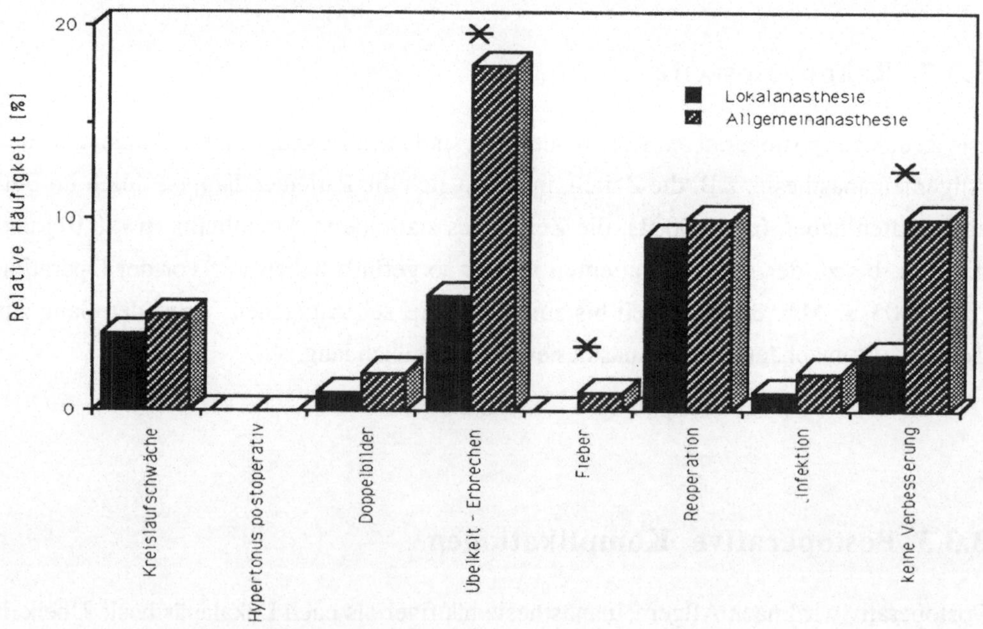

Abb. 37. Verteilung postoperativer Komplikationen auf die über 1 Jahr untersuchten Patienten der Ophthalmochirurgie im Alter ab 60 Jahren

4 Diskussion

4.1 Untersuchungsgruppen

In allen Untersuchungsgruppen sind die Patienten im Mittel über 70 Jahre alt. Das mittlere Alter liegt damit deutlich über der für die Studie als Minimalalter angesetzten Grenze von 60 Jahren. Bei sonst fehlenden Unterschieden zwischen den Behandlungsgruppen sind die Operationszeiten unter Allgemeinanästhesie signifikant länger. Dieses ist am ehesten darauf zurückzuführen, daß die Auswahl der Patienten - sie wurden primär von den Augenärzten vorgeschlagen - nicht ganz zufällig war. Offensichtlich sind doch Patienten, die voraussichtlich länger operiert werden sollten, eher für eine Allgemeinanästhesie vorgesehen worden. Andererseits sind die verschiedenen operativen Eingriffe bei den Untersuchungsgruppen I und II auf beide Gruppen gleich verteilt. Bei den Verlaufsuntersuchungen besteht jedoch ein Ungleichgewicht, v. a. zugunsten der Toti- und unter "andere" eingeordneten Operationen (s. Abb. 31).

4.2 Perioperative Untersuchungen

4.2.1 Vorbestehende Krankheiten

Auffällig ist der hohe Anteil kardiozirkulatorischer Erkrankungen der Patienten der Untersuchungsgruppen I und II. So haben etwa ein Drittel der Patienten eine Hypertonie, wovon wiederum etwa zwei Drittel so mit einer antihypertensiven Therapie eingestellt worden sind, daß der systolische Blutdruck unter der von der Weltgesundheitsorganisation definierten Grenze von 160 mmHg gelegen hat. Andererseits sind viele Patienten mit einem systolischen Blutdruck über 160 mmHg ohne spezielle Therapie mit einem Antihypertensivum zur Operation gekommen. Allerdings werden auch Kalziumantagonisten und β-Blocker, die sonst auch aus kardialer Indikation etwa bei der koronaren Herzkrankheit verordnet werden, als Antihypertensiva eingesetzt. Zählt man diese Medikamente mit unter die Antihypertensiva, so sind bei den Patienten, die zu einer Operation in Lokalanästhesie gekommen sind, die Hälfte ohne Therapie, bei den Patienten der Allgemeinanästhesiegruppe sind es nur gut ein Viertel. Das mag darauf zurückzuführen sein, daß diese Patienten intensiver auf die Operation vorbereitet und bei zu hohem Blutdruck zunächst abgesetzt und präoperativ antihypertensiv behandelt worden sind.

Knapp die Hälfte der untersuchten Patienten hat anamnestisch eine kompensierte Herzinsuffizienz, wobei nur etwa die Hälfte der in Lokalanästhesie und knapp ein Drittel der in Allgemeinanästhesie operierten Patienten mit Digitalispräparaten behandelt worden ist. Auch wenn heute eine kompensierte Herzinsuffizienz präoperativ nicht mehr routinemäßig mit Digitalispräparaten behandelt wird, so scheinen doch auch hier Hinweise vorzuliegen, daß die in Allgemeinanästhesie operierten Patienten präoperativ besser vorbereitet sind als die in Lokalanästhesie operierten. Das wird auch dadurch deutlich, daß der eine Patient mit einer unvollständig rekompensierten Herzinsuffizienz, der nicht spezifisch vorbehandelt worden ist, der Lokalanästhesiegruppe angehört.

Demgegenüber liegt eine diagnostizierte koronare Herzkrankheit nur bei etwa einem Drittel der Patienten vor. Bei den geriatrischen Patienten mit kardiozirkulatorischen und Stoffwechselvorerkrankungen muß jedoch mit einem weit höheren Prozentsatz von Patienten mit inapparent gebliebener koronarer Herzkrankheit gerechnet werden.

Diese Befunde stimmen mit denen von Altemeyer et al. überein [16], die bei Patienten der Augenklinik überdurchschnittlich häufig gegenüber anderen operativen Fächern pathologische klinische, laborchemische und radiologische Vorbefunde fanden. Der Anteil der Patienten der ASA-Risikogruppe III lag bei diesen Patienten höher als im Gesamtkollektiv einer Anästhesieambulanz.

Der hohe Anteil nicht therapierter Vorerkrankungen läßt eine eingehende präoperative Untersuchung auch mit apparativen und laborchemischen Methoden notwendig erscheinen, um intraoperative Komplikationen vorzubeugen. Unterstützt wird diese Forderung durch die zum Teil sehr hohen Einzelwerte des systolischen Blutdrucks während der retrobulbären Injektion der Lokalanästhetika (s. Abb. 15). Außerdem werden Anästhesisten zunehmend für die kontrollierte Senkung des Blutdrucks auf Normalwerte hinzugezogen, wie es von Naumann et al. auch gefordert wird [145]. Eine genaue Kenntnis der allgemeinmedizinischen Situation des Patienten ist für solche invasiven Maßnahmen eine dringende Voraussetzung.

Neben kardiozirkulatorischen Vorerkrankungen ist der Diabetes mellitus eines der häufigsten präoperativen Probleme. Die Häufigkeit wird von Dash et al. mit 10 % der zu einer Augenoperation kommenden Patienten angegeben [53]. Die Inzidenz liegt bei den hier untersuchten Patienten bei über 20 %. Sicher sind die für Augenerkrankungen prädisponierenden Faktoren des Diabetes mellitus eine Ursache hierfür. Inwieweit es unter den verschiedenen Anästhesieverfahren und insbesondere unter dem hier unterschiedlich gehandhabten Regime der Nahrungskarenz bei den hier untersuchten Patienten zu Veränderungen oder gar Entgleisungen des Blutzucker kommt, muß weiteren Untersuchungen vorbehalten bleiben.

4.2.2 Atmung

Die Ausgangswerte des Sauerstoffpartialdrucks (pO_2) spiegeln Normalwerte geriatrischer Patienten wider [113]. Allerdings zeigen die Extremwerte, daß sich auch Patienten mit schwerer respiratorischer Insuffizienz in beiden Kollektiven befinden, an die diese jedoch adaptiert sind. In beiden Kollektiven steigt der pO_2 intraoperativ durch die Beatmung mit erhöhter inspiratorischer Sauerstoffkonzentration bzw. durch die Insufflation von Sauerstoff so an, daß auch die niedrigsten Werte immer im Normalbereich des pO_2, also im sicheren Bereich, liegen.

Postoperativ werden nach den Allgemeinanästhesien pO_2-Werte gemessen, die mit denen anderer allgemeinchirurgischer Kollektive [10, 175] vergleichbar sind. Bedrohlich tiefe Werte sind hier nur direkt nach der Ankunft im Aufwachraum und vor Ende der Untersuchung - zu beiden Zeiten also ohne Sauerstoffzufuhr - gemessen worden. Die Ergebnisse zeigen, daß zumindest nach Allgemeinanästhesien bei geriatrischen Patienten in der Augenheilkunde eine intensive postoperative Überwachung und eine Zufuhr von Sauerstoff notwendig ist, wobei die hier gewählte Zeit von 90 min als Minimum angesetzt werden muß.

In beiden Gruppen sind aber auch Patienten mit einer globalen respiratorischen Insuffizienz, da in beiden Gruppen pathologisch erhöhte pCO_2-Werte als Ausgangswerte gemessen werden (s. Abb. 4). Der intraoperativ gemessene pCO_2 in der Lokalanästhesiegruppe liegt im Mittel im Normbereich. Die Extremwerte lassen jedoch eine respiratorische Gefährdung der Patienten vor allem deswegen als möglich erscheinen, da Patienten mit globaler respiratorischer Insuffizienz nur geringe Kompensationsmöglichkeiten haben. Möglicherweise können die ansteigenden pCO_2-Werte die intraoperative Unruhe einiger Patienten dieser Gruppe erklären. Sicher ist jedoch, daß bei einigen dieser Patienten eine Hypoventilation aufgetreten ist, die zu einem Anstieg des intraokularen Druckes geführt haben könnte.

In Allgemeinanästhesie werden die Patienten in der Regel hyperventiliert. Die Extremwerte des pCO_2 lassen sogar eine übermäßige Hyperventilation erkennen. Wenn auch eine solche Hyperventilation für die operativen Bedingungen am Auge gut sein mag, so bedeutet sie doch eine hohe Gefährdung für Patienten mit verminderter zerebraler oder koronarer Durchblutung. Andererseits sind auch in der Allgemeinanästhesiegruppe pCO_2-Werte gemessen worden, die über den Normalwerten liegen und damit auf eine unzureichende Ventilation hinweisen. Möglicherweise sind bei diesen Patienten auch die Operationsbedingungen nicht optimal gewesen.

In jedem Fall müssen diese Ergebnisse zu der Schlußfolgerung führen, daß nicht nur bei respiratorischen Risikopatienten die Atmung allein mit mechanischen Volumetern und aufgrund von Erfahrungswerten überwacht werden kann. Vielmehr ist bei diesen Patienten ähnlich wie bei Patienten, die am Gehirn operiert werden, die Kapnometrie als essentielle Überwachung der Atmung zu fordern.

Während in der Lokalanästhesiegruppe in der postoperativen Phase keine klinisch relevanten Unterschiede gegenüber dem präoperativen Ausgangswert bestehen, ist der pCO_2 nun in der Allgemeinanästhesiegruppe deutlich erhöht. Es werden Extremwerte von über 60 mm Hg gemessen. Diese Werte liegen deutlich über denen aus anderen allgemeinchirurgischen Kollektiven [10, 121, 175]. Es muß hier eine respiratorische Gefährdung dieser Patienten in der postoperativen Phase angenommen werden. Man muß eine Gefährdung des Auges durch einen hypoventilationsbedingten Anstieg des intraokularen Druckes annehmen. Dieser wird jedoch wegen des nun wieder verschlossenen Auges nicht von klinischer Relevanz sein. Da auch nach Abschluß des Untersuchungszeitraumes von 90 min nach Ankunft im Aufwachraum der pCO_2 den Ausgangswert nicht wieder erreicht hat, muß in Einzelfällen eine Verlängerung der Überwachungszeit bei diesen Patienten gefordert werden. Weiter ist zu überlegen, ob bei Patienten mit eingeschränkter Lungenfunktion die Operation in Allgemeinanästhesie aus dem gesamtmedizinischen Aspekt heraus das bessere Verfahren ist als die Operation in Lokalanästhesie. Die hier gemessenen pCO_2-Werte weisen darauf hin, daß die Operation in Allgemeinanästhesie aus respiratorischer Sicht das belastendere Verfahren ist.

Mit der Messung des transkutanen Kohlensäurepartialdruckes soll eine kontinuierliche Messung der Ventilation zugunsten der punktuell mit Blutgasanalysen erfaßten Atmungsparameter erfolgen. Die Regressionsanalyse bestätigt den Zusammenhang zwischen arteriell und transkutan gemessenem pCO_2. Auch hier läßt sich die Hypoventilation während der Allgemeinanästhesie nachweisen. Eine Veränderung der Atmung zwischen den Abnahmezeitpunkten konnte bei diesen Patienten ausgeschlossen werden.

Der Baseexzeß bewegt sich bei beiden Gruppen innerhalb des Normbereiches. Zwar sind in der Allgemeinanästhesiegruppe signifikante Unterschiede gegenüber dem Ausgangswert statistisch zu errechnen, sie sind jedoch nicht von klinischer Relevanz. Die Minimalwerte in der Lokalanästhesie-Gruppe des Baseexzesses von -10 mval/l lassen sich durch einen Patienten, bei dem eine deutliche metabolische Azidose bestanden hat, erklären.

Die Veränderungen des pH-Wertes in der Allgemeinanästhesiegruppe sind durch die Hyperventilation während der Operation bedingt, während sie in der postoperativen Phase auf eine respiratorische Azidose hinweisen. Allerdings liegen auch hier die gemessenen Mittelwerte kaum außerhalb der Grenzen des Normalbereiches. Auch die Extremwerte geben keinen Hinweis auf eine nennenswerte Azidose in der postoperativen Phase.

Vergleicht man die beiden wichtigsten respiratorischen Parameter, den Sauerstoff- und den Kohlensäurepartialdruck, bei den Patienten, die eine respiratorische Vorerkrankung hatten, und denen, die keine solche Erkrankung hatten, so ergibt sich, daß die Auswahl des Anästhesieverfahrens den Verlauf des pO_2 nicht beeinflußt. Es wird jedoch offensichtlich, daß Patienten mit respiratorischer Vorerkrankung im Mittel zwar ausreichend ventiliert, aber nicht so ausreichend hyperventiliert sind, wie man es zur Senkung des Augeninnendrucks fordern würde. Postoperativ haben diese Patienten wesentlich höhere und in den Extremwerten kritische pCO_2-Werte, so daß durchaus von einer respiratorischen Gefährdung dieser Patienten ausgegangen werden kann.

Diese Befunde sprechen dafür, daß quoad vitam die Wahl einer Allgemeinanästhesie bei Patienten mit respiratorischen Vorerkrankungen keine Vorteile gegenüber der Lokalanästhesie bringt. Allerdings muß berücksichtigt werden, daß in der Gruppe der Allgemeinanästhesie mehr Patienten sind, die ein manifestes Asthma gehabt haben, daher in Lokalanästhesie nicht ausreichend ruhig liegen können und häufig Hustenanfälle haben. Zur Schaffung optimaler Operationsbedinungen wäre dann die Allgemeinanästhesie vorzuziehen. Zur weiteren Abklärung dieser Frage sind weitere Untersuchungen z.B. mit Liegeversuchen bei Asthmatikern unter einer hustendämpfenden Medikation durchzuführen.

4.2.3 Kreislauf

Die unter Lokalanästhesie und Allgemeinanästhesie gemessenen Herzfrequenz- und Blutdruckwerte zeigen, daß es unter Lokalanästhesie zu einer steigenden kardiozirkulatorischen Belastung kommt, was an den Extremwerten der zum Teil mit Hypertonie vorerkrankten Patienten zu sehen ist. Demgegenüber fällt der Blutdruck unter Allgemeinanästhesie teilweise so stark ab, daß mit geringen Mengen positiv inotrop wirkenden Substanzen (Akrinor) der Kreislauf gestützt werden mußte. Nach Anästhesieeinleitung ist bei einem Patienten ein minimaler systolischer Blutdruck von 73 mm Hg gemessen worden. Während unter Lokalanästhesie eher die Komplikationen einer hypertonen Kreislaufsituation zu befürchten sind, ist es bei der Allgemeinanästhesie der zu niedrige Blutdruck. Ursache hierfür mag die negativ inotrope Wirkung der Anästhetika, ein relativer Volumenmangel der alten Patienten oder aber auch der geringe Schmerzreiz der Augenoperationen sein.

Diese Ergebnisse stimmen mit denen von Kamann et al. überein [95], die bei Augenoperationen in Allgemeinanästhesie intraoperativ auch ein niedrigeres "rate-pressure product" gefunden haben als bei Operationen, die in Lokalanästhesie durchgeführt worden sind. Sie bevorzugen daher für myokardiale Risikopatienten die Allgemeinanästhesie, da hier der myokardiale Sauerstoffverbrauch, für den das "rate-pressure product" als nicht invasiv zu messender indirekter Parameter angenommen wird, niedriger ist.

Die Wertigkeit des "rate-pressure product" wird von Sonntag et al. in Frage gestellt [195], die eine geringe Übereinstimmung des myokardialen Sauerstoffverbrauches und des "rate-pressure product" vor allem bei wachen Patienten gefunden haben. Diesen Befunden widersprechen Ergebnisse von Gobel et al. und Wilkinson [71, 213].

In der hier vorgestellten Untersuchung ist das "rate-pressure product" als einfacher nicht invasiver Parameter für den myokardialen Sauerstoffverbrauch errechnet worden, zumal eine invasive hämodynamische Untersuchung bei Patienten, die am Auge operiert werden, nicht gerechtfertigt zu sein scheint.

Gegen diese Befunde sprechen auch die Ergebnisse von Backer et al., die bei Augenoperationen in Lokalanästhesie weniger häufig Myokardinfarkte gefunden haben als bei Operationen in sogenannter großer Regionalanästhesie bzw. Allgemeinanästhesie [25]. Diese Gruppe nimmt in einer weiteren Studie an, daß die Lokalanästhesie bei Augenoperationen kein Risiko für einen Reinfarkt bedeutet.

In der postoperativen Phase im Aufwachraum drehen sich jedoch die Verhältnisse um: Das "rate-pressure product" ist nun bei Patienten, die in Lokalanästhesie operiert werden, niedriger als bei denen, die in Allgemeinanästhesie operiert werden.

Neben dem systemischen Effekt der Kreislaufveränderung müssen auch die Einflüsse auf das Auge berücksichtigt werden. So ist der intraokulare Druck direkt vom arteriellen Druck abhängig [168], wofür möglicherweise eine Druckerhöhung in der A. ophthalmica die Ursache sein kann [126]. Nicht umsonst wird der Anästhesist häufig zu Patienten gerufen, um den erhöhten Blutdruck zu behandeln, damit der intraokulare Druck gesenkt wird.

Unter dem lokalen Aspekt der Operationsbedingungen am Auge ist bei Berücksichtigung der hämodynamischen Veränderungen, wie auch bei der Abwägung der respiratorischen Risiken, der Allgemeinanästhesie gegenüber der Lokalanästhesie der Vorzug zu geben.

Eine Lokalanästhesie kann nur dann eine Alternative sein, wenn die Patienten gut auf die Operation vorbereitet werden. Dazu muß der Blutdruck richtig eingestellt und während der Operation in Lokalanästhesie kontinuierlich überwacht und ggf. behandelt werden. Steht hierfür ein Arzt zur Verfügung, der den Blutdruck schnell in normotone Bereiche senken kann, so ist die Operation in Lokalanästhesie unter dem Aspekt der Wirkung der Kreislaufveränderungen auf den Gesamtorganismus möglicherweise sogar der

Allgemeinanästhesie vorzuziehen, wenn nicht aus operationstechnischen Gründen optimale Operationsbedingungen gefordert werden, die nur mit der Allgemeinanästhesie zu erreichen sind.

Bei der Kreislaufuntersuchung während der Durchführung der Lokalanästhesie und in den ersten 15 min danach kommt es, abgesehen von einigen mathematisch zwar signifikanten, klinisch jedoch nicht bedeutsamen Veränderungen der Herzfrequenz und des systolischen Blutdrucks gegenüber dem Ausgangswert zu einem Abfall des diastolischen Blutdrucks 3 Minuten nach Abschluß der Injektionen für die Lokalanästhesie. Das Nachlassen der Injektionsschmerzen mag eine Ursache für diese Veränderungen sein. Auffällig ist jedoch, daß sehr hohe Blutdruckwerte während der Injektion und in den folgenden 15 min gemessen werden. Die Maximalwerte liegen zwischen 230 und 270 mm Hg.

Sicher ist der Streß beim Setzen der Lokalanästhesie mit dem bei der Intubation bei der Einleitung von Allgemeinanästhesien zu vergleichen.

Eine Erklärung für die Blutdruckanstiege mag der hohe Anteil der Patienten sein, die eine Hypertonie haben, die mit einem systolischen Blutdruck von über 160 mm Hg schlecht eingestellt sind und bei denen der Blutdruck dann unter der Applikation der Lokalanästhesie exazerbiert.

Ähnliche Beobachtungen haben Abdulla u. Cordes gemacht [1], die bei Hypertonikern während Augenoperationen in Elektrostimulationsanästhesie höhere Blutdruckwerte gefunden haben als bei Normotonikern, obwohl die gleichzeitig bestimmten Plasmakatecholaminspiegel bei beiden Patientengruppen gleich waren.

Bei Patienten mit einer nicht oder schlecht eingestellten Hypertonie (systolischer Blutdruck über 160 mm Hg), bei Patienten mit koronarer Herzkrankheit und bei Patienten mit einer Herzinsuffizienz sind keine Unterschiede des perioperativen Blutdruckverlaufs gegenüber den Patienten festgestellt worden, die keine derartigen kardiozirkulatorischen Vorerkrankungen haben. Das gleiche gilt auch für das "rate-pressure product". Dieses ist jedoch bei Patienten mit koronarer Herzkrankheit und mit Herzinsuffizienz unter Lokalanästhesie während der Operation, auch wenn sich kein signifikanter Unterschied errechnen läßt, höher als bei solchen Patienten, die keine dieser Vorerkrankungen haben. Wenn man berücksichtigt, daß das "rate-pressure product" in Allgemeinanästhesie immer niedriger ist als unter Lokalanästhesie, so weisen diese

Befunde doch darauf hin, daß Patienten mit einer koronaren Herzkrankheit oder einer Herzinsuffizienz intraoperativ weniger gefährdet sind, wenn eine Allgemeinanästhesie durchgeführt wird. Der Anstieg des "rate-pressure product" nach Allgemeinanästhesie in der postoperativen Phase relativiert diese Vorteile.

Zusammenfassend muß festgestellt werden, daß zwar die den Augeninnendruck senkenden Effekte der Allgemeinanästhesie für dieses Verfahren sprechen, besonders aber die Möglichkeit von Hypotonien nach der Narkoseeinleitung eine sehr sensible Narkoseführung erfordern. Die intraoperative Senkung des myokardialen Sauerstoffverbrauches unter Allgemeinanästhesie wird jedoch durch die postoperativen Veränderungen relativiert. Bei einer guten, v. a. antihypertensiven Vorbehandlung und unter einer fachkundigen Überwachung während der Operation, scheint das Risiko von Kreislaufveränderungen unter Lokalanästhesie auf ein tolerierbares Maß zu verringern zu sein.

4.2.4 Perioperativer Streß

Angst

Der State-Trait-Anxiety-Inventory nach Spielberger [196] ist neben der Erlanger Angstskala und dem Mannheimer Erhebungsbogen der subjektiven Befindlichkeit einer der am besten geeigneten Fragebögen zur Erfassung der perioperativen Angst [206]. Visuelle Analogskalen sind zwar einfacher durchzuführen, kommen jedoch für Patienten, die am Auge operiert sind und daher häufig nur schlecht sehen können, nicht in Frage.

Die Ergebnisse der Angstmessung mit dem State-Trait-Anxiety-Inventory nach Spielberger zeigen, daß bei den untersuchten geriatrischen Patienten sowohl bei Operationen in Allgemeinanästhesie, als auch in Lokalanästhesie nur am Vortag der Operation die aktuelle Angst (STAI 1) höher ist als die eines männlichen Normalkollektivs. Die Parameter für die aktuelle und die allgemeine Angst (STAI 2) unterscheiden sich sonst jedoch nicht von denen einer Eichstichprobe (siehe Tabelle 10).

Tabelle 10. Eichstichprobe für den State-Trait-Anxiety Inventory nach Spielberger für Männer und Frauen im Alter ab 60 Jahren. (Aus [112])

Aktuelle Angst ("trait")		
	Männer	Frauen
Mittelwert	33,48	40,12
n	123	188
Standardabweichung	9,39	11,16
Allgemeine Angst ("state")		
Mittelwert	34,41	40,16
n	123	188
Standardabweichung	10,13	10,71

Der niedrigere, jedoch nicht signifikante Wert am Operationsmorgen kann auf die anxiolytische Wirkung des Diazepams in der Prämedikation zurückgeführt werden.

Diese Ergebnisse stimmen mit früheren Befunden überein [22, 65, 132, 196], die in allgemeinchirurgischen Kollektiven mit normalem Alter eine Abnahme der State-Angst von prä- nach postoperativ und keine Veränderung der Trait-Angst gezeigt haben. Zu diesem Ergebnis kommen auch Smorenburg et al. [192], die jedoch auch eine langsame Abnahme der allgemeinen Angst fanden. Hohe Angstscores haben Johnston et al. bei chirurgischen Patienten vor der Aufnahme in das Krankenhaus und in der prä- und postoperativen Phase gesehen [92], jedoch wie auch wir nur in seltenen Fällen direkt vor der Operation.

Allerdings muß mit berücksichtigt werden, daß der Test bei den alten Patienten teilweise nur sehr schwer durchzuführen gewesen ist, da die Fragen zu den einzelnen Items zum Teil sehr lange erklärt werden mußten. Beck et al. fanden bei einem herzchirurgischen Krankengut , daß die Patienten, die ihre Angst am schlechtesten verbalisieren konnten, die niedrigsten Angstscores im Hamilton-Anxiety-Score hatten [28].

Präoperative Angstuntersuchungen von jungen und alten Patienten sind miteinander vergleichbar, wie Linn et al. für ein Kollektiv [119], bei dem Herniotomien durchgeführt worden sind, nachgewiesen haben. Diese Arbeitsgruppe zeigt, daß der postoperative Verlauf bei Patienten mit hoher präoperativer Angst durch einen besonders hohen Schmerzmittelverbrauch und bei den alten Patienten dieser Gruppe durch häufigere Komplikationen erschwert wird. Diese Befunde sprechen für eine sorgfältige anxiolytische

Prämedikation, die jedoch häufig nicht ausreichend ist, wie Tolksdorf et al. bei allgemeinchirurgischen Patienten festgestellt haben [207].

Diese Befunde werden von einem Fallbericht von Milkowski, dem einzigen aus der ophthalmologischen Chirurgie, bestätigt [140]. Bei einer 73jährigen Patientin sind während einer Kataraktoperation massive vegetative Symptome mit Shivering, Übelkeit, Erbrechen, Diarrhö und einem Fieberanstieg beobachtet worden, die mit Anxiolytika erfolgreich therapiert worden sind. Die gute Wirkung der Benzodiazepine bei der Prämedikation für Augenoperationen ist auch an anderer Stelle belegt [86].

Sicher gehört zur präoperativen Betreuung auch eine gute Aufklärung der Patienten, so daß es zu einer so guten Übereinstimmung von geplantem Anästhesieverfahren und dem Wunsch des Patienten kommen kann, wie die hier dargestellten Ergebnisse der Befragung es zeigen. Die Verbesserung dieser Übereinstimmung bei der postoperativen Befragung ist sicher mit den guten Erfahrung mit dem gerade erlebten Anästhesieverfahren zu erklären.

Die Befunde zeigen, daß das perioperative Angstverhalten keinen Einfluß darauf haben kann, das eine oder andere Anästhesieverfahren, Allgemeinanästhesie oder Lokalanästhesie bei Augenoperationen bei alten Menschen zu bevorzugen, sofern eine ausreichende psychische und insbesondere anxiolytische Vorbereitung der Patienten durchgeführt wird.

Katecholamine

Auf eine Verminderung der hormonellen Streßantwort unter Allgemeinanästhesie weist bei der Katecholaminbestimmung lediglich der in der Allgemeinanästhesie-Gruppe intraoperativ niedrigere Adrenalinspiegel hin, was auf einem geringfügigen, statistisch nicht signifikanten Abfall unter Allgemein- und einem ebensolchen Anstieg unter Lokalanästhesie zurückzuführen ist. Patienten, die unter Lokalanästhesie am Auge operiert werden, haben keine exorbitante Streßreaktion, wie diese Ergebnisse zeigen. Damit stimmen sie mit den Ergebnissen der psychologischen Messung mit State-Trait-Anxiety-Inventory überein.

Auch Abdulla et al. haben bei Augenoperationen, die in Halothan-Lachgas-Narkose durchgeführt worden sind, festgestellt, daß der Noradrenalinspiegel unverändert bleibt, während der Adrenalinspiegel abfällt [3]. Sie haben als zusätzliche weitere hormonelle Streßparameter einen Anstieg des adrenokortikotropen Hormons und des Kortisols sowohl in Halothan- als auch in Ethranenarkose gefunden. Eine weitere Arbeit aus dieser Arbeitsgruppe [2] zeigt, daß unter Ketaminnarkose bei Augenoperationen alle gemessenen Streßhormone ansteigen, unter Neurolept- bzw. Elektrostimulationsanalgesie allerdings bei Augenoperationen keine Veränderungen der Plasmakatecholaminspiegel auftreten [3].

Auffällig ist, daß die Ausgangswerte vor der Operation bei allen drei Hormonen höher liegen als die bei uns geltenden Normalwerte (Noradrenalin 200-400 ng/l, Adrenalin 41-119 ng/l, Dopamin 15-60 ng/l). Eine Ursache hierfür kann die präoperative Situation mit der Erwartung der Operation sein, auch wenn bei der psychologischen Messung der aktuellen Angst eher niedrige Werte gefunden werden. Einen Einfluß des Punktionstraumas halten wir für ausgeschlossen, da im Anschluß an die Punktionen bis zur ersten Katecholaminabnahme mindestens 15 min gewartet wurde. Eine Abhängigkeit vor allen Dingen der Noradrenalinplasmaspiegel vom Alter ist jedoch bekannt. In einer Übersicht von Abrass [5] wird diskutiert, daß die Streßantwort des kardiovaskulären Systems im Alter abnimmt [69], was am ehesten auf eine erniedrigte Adenylatzyklaseaktivität zurückzuführen ist. Tzankoff et al. fanden auch einen erhöhten Spiegel für Adrenalin bei Älteren [111].

Offensichtlich zeigen auch die anderen "Streßhormone" eine Altersabhängigkeit. So hat Arnetz nachgewiesen, daß bei älteren Patienten unter Allgemein- bzw. Spinalanästhesie Kortisol und Prolaktin nicht so stark ansteigen wie bei jungen [19]. Er macht die verminderte Streßantwort für die erhöhte perioperative Mortalität und Morbidität im Alter verantwortlich.

Halothan selbst hat im Gegensatz zu den meisten intravenösen Narkotika wie Dehydrobenzperidol und Ketamin keinen sympathikotonen Effekt, es läßt sich jedoch bei Provokationstests ein Anstieg der Plasmakatecholamine während Halothannarkosen feststellen [201]. Probleme ergeben sich jedoch beim Vergleich verschiedener Studien durch unterschiedliche Patientengruppen mit unterschiedlichen Operationen und unterschiedliche Bestimmungsmethoden der Plasmakatecholamine [103]. Die Plasmakatecholaminspiegel können daher nicht überbewertet werden, sondern nur im Zusammenhang mit anderen Streßparametern gesehen werden, wie es auch Tolksdorf ausführt [207].

Postoperatives Schmerz- und Schlaf-Wach-Verhalten

Postoperative Schmerzen können mit visuellen Analogskalen oder wie hier mit nominellen Skalen erfaßt werden. Aus den schon oben angeführten Gründen ist jedoch das letztere für am Auge operierte Patienten eher praktikabel.

Erwartungsgemäß treten postoperative Schmerzen nach Allgemeinanästhesie eher auf als nach Lokalanästhesien, da die Wirkung der Lokalanästhetika länger anhält. Das erklärt die Gabe von opiathaltigen Analgetika in den ersten 90 min bei 4 Patienten. Nach etwa 4 h treten jedoch in beiden Gruppen gleich häufig Schmerzen auf, so daß auf der Station peripher wirkende Analgetika gegeben werden. Insgesamt fällt auf, daß Augenoperationen offensichtlich wenig schmerzhaft sind.

Warum die Wirkung der beiden Lokalanästhesiepräparationen, Mepivacain 3 % allein und Mepivacain 3 % mit Bupivacain 0,5 % gleich lange anhält, obwohl Bupivacain eine längere analgetische Wirkung als Mepivacain hat [181], ist hier nicht zu erklären.

Folge der Allgemeinanästhesie ist die Sedierung in den ersten 90 min postoperativ; 30 Minuten nach Lokalanästhesien schlafen jedoch auch etwa ein Viertel der Patienten. Die anhaltende Wirkung des zur Prämedikation verabreichten Diazepams oder aber die zentrale Wirkung der Lokalanästhetika [169] können die Ursache sein.

Die Befunde der perioperativen Angstmessung und Plasmakatecholaminbestimmung sowie der postoperativen Bestimmung des Schmerz- und Schlaf-Wach-Verhaltens können für die Auswahl des geeigneten Anästhesieverfahrens - Allgemein- oder Lokalanästhesie - für Augenoperationen bei alten Patienten nicht von entscheidender Bedeutung sein, sofern eine ausreichende psychische und insbesondere anxiolytische Vorbereitung der Patienten durchgeführt wird.

Patienten, die in Allgemeinanästhesie am Auge operiert werden, erfordern eine intensivere postoperative Betreuung in den ersten 2 Stunden als die, die in Lokalanästhesie operiert werden, da in dieser Zeit nach Operationen in Allgemeinanästhesie die postoperativen Schmerzen häufiger sind und die Patienten häufig infolge eines Narkoseüberhangs noch sediert sind.

4.2.5 Operationsbedingungen

Der Unterschied zwischen den beiden Gruppen der in Allgemein- bzw. in Lokalanästhesie operierten Patienten ist bei einem Großteil der Items zu erwarten, wenn sich auch nur bei 2 Qualitäten ("gut sediert", "nicht ängstlich") ein signifikanter Unterschied errechnen läßt. Auch wenn intraoperativ jeweils ein Patient aus der Allgemeinanästhesiegruppe mit "ziemlich ruhig" bzw. "ziemlich stillgelegen" bzw. 2 Patienten mit "ziemlich schmerzfrei" beurteilt worden sind, kann davon ausgegangen werden, daß die Bedingungen für den Operateur seitens des Patienten sehr gut gewesen sind.

Bei den Patienten, die in Lokalanästhesie operiert wurden, finden sich unter den Begriffen "ruhig", "gut sediert", "stillgelegen" und "schmerzfrei" jeweils 2 Patienten, die mit der schlechtesten bzw. zweitschlechtesten Qualifikation bewertet worden sind, so daß zumindest bei diesen Patienten davon ausgegangen werden muß, daß die Operationsbedingungen seitens der Patienten nicht optimal gewesen sind. Die abschließende Frage nach den Operationsbedingungen bezieht sich auf die Situation am Auge. In der Allgemeinanästhesiegruppe waren die Operationsverhältnisse 2mal, in der Lokalanästhesiegruppe 4mal nicht optimal . Hier gehen allerdings unterschiedliche Faktoren ein. So kann sich in der Beurteilung der Operationsbedingungen die Schwierigkeit der Operation oder die besonderen lokalen Verhältnisse niederschlagen. In einem Fall sind die Operationsbedingungen unter Allgemeinanästhesie als schlecht angegeben worden, weil eine ausgesprochen starke "Vis a tergo", also ein Druck des Glaskörpers auf die Vorderkammer bei einer Kataraktoperation vorgefunden worden ist, die vom Operateur jedoch nicht als narkosebedingt bezeichnet worden ist.

Sicher dürfen solche Beurteilungen durch den Operateur nicht überbewertet werden, diese Ergebnisse hier können jedoch darauf hinweisen, daß die Operationsbedingungen unter Allgemeinanästhesie besser sind als unter Lokalanästhesie. Zu ähnlichen Ergebnissen kommen auch Hommer, Artis und Martin [20, 85, 131]. Demgegenüber stellen die Befürworter der Lokalanästhesie v. a. die geringere Komplikationsrate bei alten Patienten in den Vordergrund [37, 148].

4.2.6 Intraokularer Druck

Im Gegensatz zu Beobachtungen anderer Autoren [11, 50, 57, 58, 83, 99, 124, 128, 173, 178, 183] sinkt der intraokulare Druck nach Einleitung der Allgemeinanästhesie nicht ab. Die Messung erfolgte jedoch sehr frühzeitig nach der Intubation unmittelbar nach Gabe des nicht depolarisierenden Muskelrelaxans, so daß das Absinken des intraokularen Druckes noch nicht erfaßt worden ist. In den weiteren Minuten ist ein Absinken des intraokularen Druckes anzunehmen. Demgegenüber steigt der intraokulare Druck nach Anlegen der Lokalanästhesie trotz einer regelmäßig über 15 min mit einem Druck von 30 mm Hg durchgeführten Okulopression signifikant an, so daß er nach der Einleitung der Anästhesie auch signifikant höher als in der Allgemeinanästhesiegruppe ist. Offensichtlich kann durch die Okulopression allein keine ausreichende Reduzierung der durch die Retrobulbäranästhesie bedingte Volumenbelastung des Orbitaraumes hervorgerufene Druckerhöhung im Auge erreicht werden.

Die Messung mit dem Tonometer nach Schiötz ist relativ ungenau, da vor allem bei Wiederholungsmessungen durch den Druck auf das Auge Veränderungen des intraokularen Druckes erfolgen können [186]. Die Methode zeichnet sich jedoch vor allem durch die leichte Handhabung aus. Da die Einflüsse der Anästhesieverfahren auf den intraokularen Druck sehr gut untersucht sind (s. auch 1.1.4.) und wir daher die Veränderungen des intraokularen Druckes nur als einen Randaspekt unserer Fragestellung verstanden haben, verzichteten wir auf die Verwendung eines aufwendigeren, allerdings auch genaueren Applanationstonometers.

4.2.7 Lokalanästhetika

Die Mepivacainspiegel, die bei den ab 60jährigen Patienten gemessen worden sind, liegen unter der toxischen Schwelle, die für Mepivacain mit 5 - 6 µg/ml angegeben wird [78, 181]. Die Maximalwerte liegen jedoch bis zur 30. min des Meßzeitraumes deutlich über diesen Werten, so daß von einer potentiellen Gefährdung der Patienten ausgegangen werden kann.

Die Spiegel sind höher als die, die bei einer vergleichbaren Dosierung für eine lumbale Periduralanästhesie oder eine Blockade des Plexus brachialis gemessen werden [208]. Dieses mag zum einen an der besseren Durchblutung des Gesichtes einschließlich des retrobulbären Raumes liegen. Zum anderen muß aber auch die eine mögliche intravasale Injektion, wie sie als Komplikation der Retrobulbäranästhesie immer wieder diskutiert wird, in Erwägung gezogen werden [138, 139, 165].

Daß zusätzliche Faktoren einen Einfluß auf die Lokalanästhetikaspiegel haben, zeigt auch der Befund, daß kein Zusammenhang zwischen den Mepivacainspiegeln und der auf das Körpergewicht bezogenen Dosierung besteht.

Offensichtlich scheint eine intravasale Injektion bei unseren Patienten eine geringere Rolle zu spielen als bei der Untersuchung von Salomon [169], die wie bei einer intravasalen Injektion schon nach 5 Minuten maximale Lidocainplasmaspiegel gefunden haben. Um den Anstieg der Plasmaspiegel mit zu erfassen, ist die erste Abnahme schon nach 3 min durchgeführt worden. Dennoch sind die mittleren maximalen Mepivacainspiegel erst nach 15 min gemessen geworden, was eher für eine paravasale Injektion mit anschließender Resorptionskinetik der Plasmalokalanästhetikaspiegel spricht. Von entscheidender Bedeutung ist dabei die angewendete Technik und hierbei speziell die verwendete Kanüle.

Obwohl bei den hier untersuchten Patienten in keinem Fall Intoxikationserscheinungen aufgetreten sind, müssen die hier erhobenen Befunde darauf hinweisen, daß Lokalanästhesien am Auge bei weitem nicht so harmlos sind, wie häufig angenommen wird. So kann es zu einer Verminderung der Reizleitungsgeschwindigkeit mit einer Bradykardie kommen [169]. Außerdem ist der negativ inotrope Effekt des Mepivacains, das eine ähnliche Wirkungsstruktur hat wie Lidocain [181], vor allem bei der großen Anzahl der Patienten zu beachten, die in dem hier untersuchten Kollektiv eine Herzinsuffizienz in der Anamnese haben.

Die schwerwiegendsten Nebenwirkungen der Lokalanästhetika sind jedoch die zentralnervösen. Es können Konvulsionen mit ihren Frühsymptomen wie perorale Zuckungen oder Tinnitus im Vordergrund stehen. Lidocain und somit auch Mepivacain haben bei geringeren Vergiftungen jedoch zunächst einen sedierenden Effekt [181].

4.3 Verlaufsuntersuchungen

4.3.1 Vorbestehende Krankheiten

Unter den 581 erfaßten Patienten zeigte sich ein deutliches Übergewicht derjenigen, die in Lokalanästhesie am Auge operiert wurden. Nur 112 von ihnen wurden in Allgemeinanästhesie operiert. Auch die Verteilung der unterschiedlichen Eingriffe zeigt ein Ungleichgewicht, was dafür spricht, daß bei bestimmten Eingriffen eher eine Allgemein-, bei anderen eher eine Lokalanästhesie durchgeführt wird. Dieses wird für die Operationen nach Toti, also bei Eingriffen an den Tränenwegen besonders deutlich, bei denen es wegen der anatomischen Verhältnisse schwierig ist, eine Lokalanästhesie sicher durchzuführen. Möglicherweise handelte es sich bei den unter "andere Operationen" aufgeführten Eingriffen ebenfalls um solche, die sich unter Lokalanästhesie nur schlecht durchführen lassen. Auf der anderen Seite ist die Operationszeit bei Kataraktoperationen kurz, so daß hier eher eine Lokalanästhesie bevorzugt wird, eine Entscheidung, die durch den hohen Anteil alter Patienten mit Katarakt durch die Meinung unterstützt wird, daß für diese eine Lokalanästhesie weniger belastend sei.

Ein Bevorzugung der Allgemeinanästhesie zeichnet sich auch bei bestimmten präoperativ bestehenden Krankheiten ab. So ist es in der Augenklinik der Medizinischen Hochschule Hannover üblich, Patienten mit chronischen respiratorischen Vorerkrankungen vor allem dann, wenn sie häufig husten müssen, in Allgemeinanästhesie zu operieren, was sich in dem signifikant häufigeren Auftreten "Asthma anamnestisch" bei den in Allgemeinanästhesie operierten Patienten widerspiegelt. Diese Befunde entsprechen denen der Anamnese der Untersuchungsgruppen I und II. Das gleiche gilt für die nicht kooperativen Patienten, zu denen auch die desorientierten gehören, die nach dem Grundsatz der Regionalanästhesie auch hier in Allgemeinanästhesie operiert werden.

Nicht zu erklären ist, daß sich unter den in Allgemeinanästhesie operierten Patienten mehr Diabetiker befinden als bei in Lokalanästhesie operierten. Zu vernachlässigen sind die mathematisch signifikanten, aber aufgrund der kleinen Fallzahl klinisch unbedeutenden Unterschiede bei den Angaben "bifaszikulärer Block" und "leichte Dehydratation".

4.3.2 Rekonvaleszenz

Die Zeiten bis zur Rekonvaleszenz scheinen einen deutlichen Vorteil der Lokalanästhesie gegenüber der Allgemeinanästhesie erkennen zu lassen. Allerdings muß auch hier wieder der Einfluß vieler Faktoren bedacht werden. So ist es denkbar, daß Patienten nach Allgemeinanästhesie zunächst länger brauchen, bis sie zum ersten Mal aufstehen bzw. sich so wie vor der Operation fühlen. Warum sie aber im Mittel 3 Tage länger stationär bleiben, läßt sich sicher mit dem Einfluß des Anästhesieverfahrens selbst nicht erklären. Auch hier ist zu überlegen, ob der unterschiedliche Charakter der Eingriffe in den beiden Gruppen diese Zeit mit beeinflußt.

Auch wenn diese Befunde eher unsicher sind und nur einen Trend anzeigen können, so sind sie jedoch für die gesamte Betrachtung der Frage nach einer Optimierung des Anästhesieverfahrens bei Augenoperation von entscheidender Bedeutung, da letztlich der Operationserfolg und das Wohlergehen der Patienten nach der Operation genauso wichtige Parameter sind, wie die perioperativ gemessenen. Letztere lassen eher die perioperative Gefährdung abmessen. Nur die Abwägung beider Aspekte zusammen führt zu einer Optimierung des Anästhesieverfahrens in der Augenheilkunde. So sollten die Untersuchungen vor allem durch eine Erhöhung der Fallzahl fortgeführt werden, ergänzt durch die genauere Erfassung des Operationserfolges durch einen Ophthalmologen, zumal prospektive Untersuchungen zu diesem Fragenkomplex bisher fehlen.

4.3.3 Komplikationen

Die Auswertung der postoperativen Komplikationen ist wegen der geringen Fallzahl vor allem in der Gruppe der in Allgemeinanästhesie operierten Patienten problematisch. Die Komplikationsrate ist so gering, daß, auch wenn sich signifikante Unterschiede errechnen lassen, diese nur als Tendenz verstanden werden dürfen. So ist es nachvollziehbar, daß es nach Allgemeinanästhesien durch den Einfluß der Anästhetika, möglicherweise aber auch durch die Maskenbeatmung mit Luftinsufflation in den Magen häufiger zu Übelkeit und Erbrechen kommt als nach Lokalanästhesien. Zu gleichen Ergebnissen kommen auch Pearce und Ehrenberg [62, 148], wenn auch Lynch et al. in dieser Beziehung keinen Unterschied zwischen den beiden Anästhesieverfahren fanden [122].

Die Frage nach dem Eintreten des Operationserfolges, der sich nach diesen Befunden zum Zeitpunkt der Befragung nach Allgemeinanästhesie weniger häufig eingestellt hat als nach Lokalanästhesie, ist äußerst problematisch, da dieser von verschiedenen Faktoren abhängt. So kann die Nachwirkung der Narkose hier auch eine Bedeutung haben, wenn zu früh nach der Operation befragt wird. Einen Hinweis hierauf gibt auch der Befund, daß die Patienten sich nach Allgemeinanästhesien erst später wieder wie vorher fühlen als nach Augenoperationen in Lokalanästhesie. Möglicherweise sind aber von der Operateuren auch für die Allgemeinanästhesie vornehmlich Patienten ausgewählt worden (s. oben), bei denen Eingriffe durchgeführt werden sollten, die per se eine längere Zeit bis zum Erfolg haben oder die weniger häufig einen faßbaren Erfolg haben.

Ähnlich schwierig ist auch die Erfassung des ophthalmologischen Erfolges, wenn keine genaue ophthalmologische Anamnese und Nachuntersuchung ausgewertet werden kann. So können die Häufigkeiten von Reoperationen und Infektionen am operierten Auge von vielen Faktoren abhängen, eine Beeinflussung durch das Anästhesieverfahren ist aber auch denkbar, weswegen die Frage hiernach gerechtfertigt ist. So hat ein Patient mit einer chronisch-obstruktiven Lungenerkrankung in der Anamnese, der in Allgemeinanästhesie operiert wurde, postoperativ derart starke Hustenattacken gehabt, daß am nächsten Tag ein Irisprolaps revidiert werden mußte.

4.4 Auswahl des Anästhesieverfahrens

Wenn man die zuvor diskutierten Befunde zusammen beurteilen will, so müssen diese unter 2 verschiedenen Gesichtspunkten betrachtet werden, nämlich der Bedeutung für den gesamten Patienten (Morbidität und Mortalität) und der besonderen Bedeutung für die Gesundung des Auges (Operationsbedingungen). Die Vor- und Nachteile der Allgemein- und Lokalanästhesie bezüglich dieser beiden Aspekte sind in den folgenden Übersichten aufgezeigt.

Insgesamt scheint die Allgemeinanästhesie gegenüber der Lokalanästhesie bei Augenoperationen im hohen Lebensalter keine Vorteile im Sinne einer Risikoverminderung zu bringen. Dafür sprechen v. a. die kardiozirkulatorischen Befunde. Während der Blutdruck unter Lokalanästhesie ansteigt, so ist unter Allgemeinanästhesie teilweise mit einem therapiebedürftigen Blutdruckabfall zu rechnen. In beiden Fällen ist eine intraoperative Korrektur angezeigt. Die Befunde der respiratorischen Parameter sprechen sogar eher für die Lokalanästhesie, wenn man die Hypoventilation, die nach Allgemeinanästhesien auftritt berücksichtigt. Demgegenüber ist die intraoperativ unter Lokalanästhesie auftretende Hypoventilation in der Regel zu vernachlässigen. Eine Dekompensation respiratorisch global insuffizienter Patienten scheint allerdings auch hier möglich.

Unter dem Aspekt einer optimalen operativen Therapie der Augenerkrankung ist zum ersten die unter Allgemeinanästhesie mögliche Hyperventilation und damit die Senkung des intraokularen Drucks gegenüber der leichten Hyperkapnie unter Lokalanästhesie hervorzuheben. Der Blutdruck ist unter Allgemeinanästhesie niedriger, was den intraokularen Druck ebenfalls günstig beeinflußt. Zudem liegt der Patient in Narkose vollkommen still, der Operateur kann sich vollkommen auf seine Arbeit konzentrieren, während der Anästhesist die Überwachung des Patienten übernimmt. Das schlägt sich in der Auswertung der Fragen nach den Operationsbedingungen nieder.

Bei der Operation in Allgemeinanästhesie können die okularen Komplikationen wie Hirnstammanästhesien, Bulbusperforationen [43, 138, 139, 187, 200] vermieden werden.

Anders als unter dem Gesichtspunkt der perioperativen Morbidität und Gefährdung der Patienten scheint die Allgemeinanästhesie mit ihren Einflüssen auf das Auge für optimale Operationsbedingungen der Lokalanästhesie eindeutig überlegen zu sein.

Eine eindeutige Festlegung auf die Allgemein- oder Lokalanästhesie als optimales Anästhesieverfahren bei Augenoperationen bei alten Patienten ist also nicht möglich, beide Verfahren müssen mit ihren spezifischen Vor- und Nachteilen - geringere Belastung des Patienten unter Lokalanästhesie und optimale Operationsbedingungen unter Allgemeinanästhesie - nebeneinander bestehen bleiben. Voraussetzung ist jedoch, daß bei beiden Verfahren die Patienten präoperativ richtig vorbereitet und intraoperativ optimal überwacht werden, worauf im folgenden eingegangen werden soll.

Vor- und Nachteile von Allgemein- und Lokalanästhesie für den gesamten Patienten (Morbidität und Mortalität)

Vorteile der Allgemeinanästhesie

1. Geringe intraoperative Herz-Kreislauf-Belastung

Nachteile der Allgemeinanästhesie

1. Gefahr hypotoner Reaktionen
2. Hohe postoperative Herz-Kreislauf-Belastung
3. Postoperativ beeinträchtigte Atemfunktion
4. Erhöhter technischer, personeller und zeitlicher Aufwand
5. Etwas längere postoperative Mobilisationszeit
6. Eher postoperative Schmerzen
7. Häufiger Übelkeit und Erbrechen

Vorteile der Lokalanästhesie

1. Unabhängigkeit vom Anästhesisten
2. Geringe postoperative Herz-Kreislauf-Belastung
3. Unveränderte postoperative Atemfunktion

Nachteile der Lokalanästhesie

1. Gefahr hypertoner Krisen und höherer Herz-Kreislauf-Belastung
2. Gefahr von Hirnstammanästhesien
3. Nebenwirkung der Lokalanästhetika (Überdosierung, Allergie)

Vor- und Nachteile von Allgemein- und Lokalanästhesie für die Operationsbedingungen

Vorteile der Allgemeinanästhesie

1. Senkung des intraokularen Druckes durch Anästhesie und Hyperventilation

2. Still liegender, bewußtloser Patient

Nachteile der Allgemeinanästhesie

Keine

Vorteile der Lokalanästhesie

Keine

Nachteile der Lokalanästhesie

1. Eventuell unruhiger oder nicht kooperativer Patient

2. Erhöhter intraokularer Druck durch Retrobulbäranästhesie und geringe Hypoventilation

3. Gefahr der Bulbusverletzung bei der retrobulbären Injektion

4.4.1 Optimierung der Lokalanästhesie bei ophthalmochirurgischen Operationen

Entscheidet man sich nach Abwägung der Vor- und Nachteile für die Lokalanästhesie, so müssen gerade die oben genannten lokalen und systemischen Folgen der Lokalanästhesie selbst berücksichtigt werden. Da über die in den letzten Jahren immer häufiger gemeldeten zentralnervösen Nebenwirkungen der Retrobulbäranästhesie, z.B. die Hirnstammanästhesie nur kasuistisch berichtet wird [43], läßt sich über deren genaue Inzidenz keine Aussage machen. So ist in der Augenklinik der Medizinischen Hochschule Hannover kein solcher Fall bekannt. Dennoch ist mit solchen vital bedrohlichen Komplikationen zu rechnen. Aus diesem Grunde ist es unserer Meinung nach heute nicht mehr vertretbar, Augenoperationen ohne ein Monitoring der wichtigen Vitalfunktionen durchzuführen. In jedem Fall sollten das EKG und der Blutdruck überwacht werden, wozu sich besonders die oszillatorische vollautomatische Messung eignet. Außerdem kann über die EKG-Elektroden mittels der Veränderungen der Impedanz über dem Thorax die Atemfrequenz ermittelt werden. Da der Operateur v. a. bei mikrochirurgischen Operationen neben seiner operativen Tätigkeit nicht zusätzlich die registrierten Vitalparameter beobachten und auch auswerten kann, muß hierfür zusätzlich eine Person zuständig sein. Sie sollte nicht nur bedrohliche Veränderungen rechtzeitig erfassen können, sondern auch eine Sofortbehandlung einleiten können. Mit Autoren des englischsprachigen Raumes [15, 36] sind wir der Meinung, daß diese Aufgabe durch einen Anästhesisten übernommen werden sollte, da die Beobachtung und die Behandlung der bedrohlichen Veränderungen der vitalen Parameter zu seinem täglichen Aufgabenbereich gehören. Außerdem ist er erfahren in der Behandlung mit Sedativa und Analgetika.

Unerläßlich für eine solche Überwachung durch einen Anästhesisten ist jedoch, daß er die Patienten mit ihren Vorerkrankungen genausogut kennt wie Patienten, bei denen er eine Narkose durchführt. Das heißt, daß unserer Meinung nach eine genaue Anamnese und Untersuchung bei jedem Patienten durchgeführt werden muß und daß auch apparative und laborchemische Befunde vorliegen müssen, die eine Beurteilung sämtlicher Organsysteme zulassen. Bei der hier untersuchten Patientengruppe in einem Lebensalter ab 60 Jahren wären die Befunde der Röntgenaufnahme des Thorax, des EKG sowie die laborchemischen Parameter kleines Blutbild mit Thrombozyten, Elektrolyte, Serum-Glutamat-Oxalacetat-Transaminase, Serumkreatinin, Serumblutzucker und ggf. die partielle Thromboplastinzeit und der Quick-Wert als Standardscreeningprogramm zu fordern. Abhängig von den Vorerkrankungen sind eventuell weitere Untersuchungen notwendig wie zum Beispiel die Durchführung einer arteriellen Blutgasanalyse oder einer Lungenfunktion, die Untersuchung des Gesamteiweißes bzw. der Serumosmolalität.

Offen bleibt die Frage, ob Patienten, die in Lokalanästhesie operiert werden, für die Operation nüchtern bleiben müssen. Aus dem Aspekt einer eventuell notwendig werdenden notfallmedizinischen Intervention ist für diese Patienten wie bei einer Allgemeinanästhesie die strenge Einhaltung von 6 Stunden Nüchternheit vor der Operation zu fordern. Problematisch kann dabei jedoch die Betreuung der vielen Diabetiker sein, die unter ophthalmochirurgischen Patienten besonders häufig sind. Dieses sind vor allem organisatorische Probleme. Die Patienten müssen nach Möglichkeit als erstes im Operationsprogramm stehen, damit die Zeit der Nüchternheit nicht unnötig ausgedehnt wird. Patienten, die erst am Mittag operiert werden, müssen ggf. in den früheren Morgenstunden eine

Mahlzeit zu sich nehmen, können dann aber nicht mehr willkürlich im Operationsprogramm verschoben werden. Bei insulinpflichtigen Diabetikern muß die perioperative Insulingabe und parenterale Glukosezufuhr einschließlich der engmaschigen Kontrolle des Blutzuckers gewährleistet sein.

Sollte aus personellen Gründen nicht für jeden ophthalmologischen Operationstisch ein Anästhesist zur Verfügung stehen, so sollte zumindest ein Anästhesist rufbar sein, der im Notfall vital bedrohliche Komplikationen behandeln kann. Er kann jedoch in diesem Fall nicht die Verantwortung für die Überwachung der Patienten übernehmen.

4.4.2 Optimierung der Allgemeinanästhesie bei ophthalmochirurgischen Operationen

Entscheidet man sich zur Augenoperation in Allgemeinanästhesie, so sind neben den allgemeinen Anforderungen der Anästhesie im hohen Lebensalter und bei den angeführten Vorerkrankungen einige Besonderheiten zu beachten. Wenn auch die Allgemeinanästhesie für die Operationsbedingungen gegenüber der Lokalanästhesie Vorteile bringt, so ist jedoch das Risiko, das vor allem durch Spontanbewegungen oder Pressen bei eröffnetem Auge für das Auge entsteht, was bis zum Verlust des Auges durch ein Herauspressen des Glaskörpers führen kann, zu beachten. Die Narkose bei einer Augenoperation sollte nur von einem erfahrenen Anästhesisten durchgeführt werden. Dieses ist besonders deshalb wichtig, da der Patient während der gesamten Operation, also bis zur letzten Bindehautnaht, still liegen und damit in ausreichender Narkose sein muß. Zeichen mangelhafter Narkosetiefe müssen in den Frühstadien erkannt werden.

Welche Narkoseart bevorzugt werden soll, eine intravenöse, etwa die Neuroleptanalgesie, oder eine mit volatilen Anästhetika, kann anhand der hier vorliegenden Daten nicht beurteilt werden. Sicher hat die Neuroleptanalgesie Vorteile für das Auge, da postoperatives Husten und Erbrechen seltener zu sein scheinen. Andererseits treten unter Neuroleptanalgesien häufiger unkontrollierte Hypertensionen auf [118]. In jedem Fall sollte die Operation unter Relaxierung mit einem mittellang wirksamen, nicht depolarisierenden Muskelrelaxanz durchgeführt werden.

Wichtiger als die Auswahl des Anästhesieverfahrens scheint die Gewährleistung einer ausreichenden intraoperativen Hyperventilation zu sein. Analog zur Neuroanästhesie scheint die Durchführung einer Kapnometrie an jedem anästhesiologischen Arbeitsplatz in der Ophthalmochirurgie eine zwingende Notwendigkeit zu sein, um diese Forderung zu erfüllen. Nur so können gefährliche Hyperventilationen, wie wir sie, erkenntlich an den minimalen intraoperativen Kohlensäurepartialdrücken, unter Allgemeinanästhesie festgestellt haben, vermieden werden. Andererseits sind in diesem Kollektiv (Gruppe I) auch Patienten, die unter Allgemeinanästhesie nicht ausreichend ventiliert wurden, was zum einen zum Anstieg des intraokularen Drucks führen kann, zum anderen aber auch zu gefährlichen, unkontrollierten Spontanbewegungen, wenn keine ausreichende Relaxierung durchgeführt ist.

Während es wohl vertretbar ist, daß Patienten nach Lokalanästhesie sofort aus dem Operationssaal wieder auf eine Allgemeinstation verlegt werden (die Lokalanästhetikaspiegel sind abgesunken, es bestehen keine Veränderungen der respiratorischen und kardiozirkulatorischen Parameter mehr gegenüber den Ausgangswerten, die Patienten sind in der Regel wach und ein Schmerzmittelbedarf besteht erst Stunden später), so ist eine postoperative Überwachung nach Allgemeinanästhesie in einem Aufwachraum dringend notwendig. Zum einen benötigen die Patienten schon in dieser Phase Analgetika oder aber sind noch so benommen, daß sie einer intensiven Überwachung bedürfen. Die Ergebnisse der Blutgasanalysen als Ausdruck der respiratorischen Funktion entsprechen frühestens nach 90 min im Mittel wieder den Ausgangswerten. In Einzelfällen kann jedoch eine wesentlich längere Überwachung notwendig sein.

5 Zusammenfassung

Einleitung:

Augenoperationen können in Lokalanästhesie oder Allgemeinanästhesie durchgeführt werden. Nur für wenige Patienten, wie Kinder und nicht kooperative, besteht eine klare Indikation für die Allgemeinanästhesie. Beide Verfahren haben Vorteile: In Allgemeinanästhesie sind die Operationsbedingungen besser, Lokalanästhesien sind weniger aufwendig und sollen für die Patienten eine geringere Belastung sein. Da prospektive Untersuchungen nicht vorliegen, sollte in dieser Studie versucht werden, anhand der perioperativen Veränderungen der vitalen Parameter, aber auch des perioperativen Streßverhaltens und des postoperativen Verlaufes eine Entscheidung dahingehend zu fällen, ob und in welchen Fällen das eine oder andere Verfahren vorzuziehen ist. Da diese Frage vor allem in bezug auf alte Patienten interessant ist, wurden nur Patienten im Alter ab 60 Jahren in die Studie aufgenommen.

Patienten und Methodik:

Bei allen Patienten wurden die Befunde der Anamnese einschließlich der Medikamentenanamnese und der körperlichen Untersuchung registriert.

In einer ersten Gruppe (Gruppe I) wurden bei je 30 Patienten, die in Allgemein- oder Lokalananästhesie am Auge operiert wurden, nichtinvasiv hämodynamische und mittels arterieller Blutgasanalysen die respiratorischen Parameter untersucht. Außerdem wurden bei je 10 dieser Patienten die Plasmakatecholamine bestimmt.

In einer weiteren Untersuchungsserie (Gruppe II) wurde bei je 31 Patienten das perioperative Streßverhalten anhand des Angsterlebens (State-Trait-Anxiety-Inventory nach

Spielberger) und das postoperative Schmerzerleben einschließlich des Sedierungsgrades untersucht.

Zusätzlich zu den hämodynamischen Untersuchungen der Gruppe I wurde bei 15 Patienten (Gruppe III) während des Anlegens der Lokalanästhesie der Blutdruck invasiv zusammen mit dem EKG registriert. Diesen Patienten wurde zusätzlich Blut für die Bestimmung der Mepivacainspiegel entnommen.

Über ein Jahr wurden bei 469 Patienten, die in Lokal-, und 112 Patienten, die in Allgemeinanästhesie am Auge operiert wurden, die Rekonvaleszenzzeiten und die postoperativen Komplikationen registriert (Verlaufsuntersuchungen, Gruppe IV).

Ergebnisse:

Die Patienten aller Gruppen unterscheiden sich nicht hinsichtlich Alter, Größe, Gewicht und präoperativem Risiko. Lediglich bei den Verlaufsuntersuchungen fällt ein Ungleichgewicht der Verteilung der bei diesen Patienten durchgeführten Eingriffe auf.

Während die Patienten unter Allgemeinanästhesie intraoperativ einen niedrigeren Blutdruck und damit ein niedrigeres "rate-pressure product" haben als unter Lokalanästhesie, sind die Verhältnisse in der postoperativen Phase umgekehrt. Während des Einspritzens der Lokalanästhesie haben die Patienten zum Teil sehr hohe Blutdruckwerte, die jedoch in den ersten 15 min wieder unter den Ausgangswert absinken.

In Allgemeinanästhesie sind die Patienten meist hyper-, einige jedoch auch hypoventiliert, während es in Lokalanästhesie zu einem Anstieg des pCO_2 kommt. Postoperativ haben die Patienten nach Allgemeinanästhesie eine Hypoventilation.

Die Mepivacainspiegel zeigen ihr Maximum nach 15 min ($\bar{x} \pm SD$: 4,5 ± 1,47; min - max: 0,28 - 6,95 µg/ml) und haben nach 60 min ihren Ausgangswert wieder erreicht.

Die intraoperativen Operationsbedingungen werden von den Operateuren unter Allgemeinanästhesie besser beurteilt als unter Lokalanästhesie. Der nach der Okulopression gemessene intraokulare Druck steigt nach Anlegen der Lokalanästhesie über den Ausgangswert an, so daß er nach Setzen der Lokalanästhesie höher als unter Allgemeinanästhesie ist.

Die Angstmessungen geben keinen Hinweis auf einen erhöhten perioperativen Streß dieser alten Patienten. Das kommt auch in den Plasmakatecholaminspiegeln zum Ausdruck, die in keinem Fall ansteigen und nur aufgrund des Abfalls des Plasmaadrenalins unter Allgemeinanästhesie intraoperativ einen Unterschied zwischen den Gruppen aufweisen. Postoperative Schmerzen treten nach Allgemeinanästhesie eher auf, auch ist in den ersten 90 min die Sedierung hier stärker als nach Lokalanästhesien.

Die postoperativen Verlaufsuntersuchungen zeigen, daß die Patienten nach Allgemeinanästhesie später mobilisiert werden und auch länger stationär bleiben. Außerdem treten bei ihnen häufiger Übelkeit und Erbrechen auf.

Diskussion:

Die hämodynamischen und respiratorischen Meßergebnisse lassen vermuten, daß für die Gesamtbelastung der Patienten die Lokalanästhesie gegenüber der Allgemeinanästhesie Vorteile zeigt.

So sind die Patienten unter Allgemeinanästhesie zwar besser ventiliert, und es besteht nicht die Gefahr eines gefährlichen Blutdruckanstieges - es waren im Gegenteil bei einigen Patienten hypotone Reaktionen zu behandeln -, in der postoperativen Phase wenden sich die Verhältnisse jedoch wegen der nun einsetzenden Hypoventilation und Kreislaufbelastung nach Allgemeinanästhesie zugunsten der Lokalanästhesie. Außerdem ist der postoperative Verlauf hinsichtlich des Schmerzverhaltens, der Sedierung und der Mobilisierung nach Lokalanästhesien günstiger.

Andererseits müssen die Risiken der Lokalanästhesie am Auge berücksichtigt werden. So sind sowohl lokale als auch systemische (bei Hirnstammanästhesien) Reaktionen beschrieben worden. Die hier maximal gemessenen mittleren Lokalanästhetikaspiegel liegen zwar noch nicht, Einzelwerte jedoch bereits im toxischen Bereich.

Außerdem sind die Operationsbedingungen unter Allgemeinanästhesie besser. Das drückt sich zum einen in der Beurteilung durch die Operateure aus, zum anderen aber auch im niedrigeren Blutdruck und der Hyperventilation, beides Faktoren, die zu einem Abfall des intraokularen Druckes führen und daher per se die Operationsbedingungen verbessern.

Aus den Ergebnissen dieser Untersuchungen sind folgende Schlüsse zu ziehen:

- Die Entscheidung, ob Augenoperationen in Allgemein- oder Lokalanästhesie durchgeführt werden sollen, kann aufgrund dieser Befunde nicht abschließend beantwortet werden. Sicher wird man für Operationen mit besonders schwierigen operativen Verhältnissen eher die Allgemeinanästhesie vorziehen. Die Entscheidung hängt aber auch vom Patienten und nicht zuletzt von den örtlichen und personellen Verhältnissen ab.

- Diese Befunde lassen es notwendig erscheinen, daß auch bei Patienten, die in Lokalanästhesie am Auge operiert werden, intraoperativ die Vitalfunktionen kontinuierlich von Anästhesisten überwacht werden. Die Lokalanästhesie sollte mit richtiger Technik, vor allem mit einer stumpfen Kanüle durchgeführt werden. Dabei sind die auf das Körpergewicht bezogenen Maximaldosierungen der Lokalanästhetika zu beachten.

- Die Allgemeinanästhesie erfordert bei ophthalmologischen Operationen besondere Erfahrung des Anästhesisten. So muß der Patient bis zum Ende der Operation absolut still liegen, er muß relaxiert und ausreichend hyperventiliert sein, weswegen wie in der Neuroanästhesie an jedem anästhesiologischen Arbeitsplatz in der Ophthalmochirurgie eine Einrichtung zur Kapnometrie zu fordern ist.

Literaturverzeichnis

1. Abdulla W, Cordes U (1981) Sympathikusaktivität und Blutdruckverhalten bei normo- und hypertensiven Patienten unter Elektrostimulationsanästhesie und Operation. Anaesthesist 30:497-499

2. Abdulla W, Krennrich G (1982) Ketaminnarkosen bei Schieloperationen - Hormon- und Kreislaufuntersuchungen. Klin Monatsbl Augenheilkd 181:257-260

3. Abdulla W, Cordes U, Sostegno C, Beyer J, Frey R, Gärtner J (1979) Vergleichende Untersuchungen über den Katecholaminspiegel im Plasma unter Elektrostimulations- und Neuroleptanästhesie bei Netzhaut- und Glaskörperoperationen. Anaesthesist 28:237-242

4. Abdulla W, Frey R, Gärtner J, Nover A (1981) Problematik der Anästhesie in der Augenheilkunde. Intensivmed Prax 3:55-356

5. Abrass IB (1984) Adrenal disorders. In: Cassel CK, Walsh JR (eds) Geriatric medicine, volume I, Medical, psychiatric and pharmacological topics. Springer, New York Berlin Heidelberg Tokyo, pp 386-391

6. Adams AK (1973) Ketamine in paediatric ophthalmic practice. Anaesthesia 28:212-213

7. Adams AK, Jones RM (1980) Anaesthesia for eye surgery: General considerations. Br J Anaesth 52:663

8. Adams AP, Freedman A, Dart JKG (1979) Normocapnic anesthesia with trichlorethylene for intraocular surgery. Anaesthesia 34:526-533

9. Adams AP, Freedman A, Henville JD (1979) Normocapnic anaesthesia for intraocular surgery. Br J Ophthalmol 63:204-210

10. Ahnefeld FW, Erdle H, Döring S, Lotz P, Spilker ED (1982) Nutzen und Notwendigkeit einer Aufwachstation - Ergebnisse einer klinischen Studie. In: Ahnefeld FW,Bergmann H, Burri C, Dick W, Halmágyi M, Hossli G, Rügheimer E (Hrsg) Aufwachraum - Aufwachphase. Klinische Anästhesiologie und Intensivtherapie, Bd 24. Springer, Berlin Heidelberg New York, S 140-149

11. Aken H van , Scherer R, Lawin P (1980) Anästhesie und intraokulärer Druck. Anästh Intensivther Notfallmed 15:293-302

12. Al-Abrak MH (1978) Diazepam and intraocular pressure. Br J Anaesth 50:866

13. Al-Abrak MH, Samuel JR (1974) Further observations on the effects of general anaesthesia on intraocular pressure in man Halothane in nitrous oxide and oxygen. Br J Anaesth 46:756-759

14. Al-Abrak MH, Samuel JR 1974) Effects of general anesthesia on intraocular pressure in man. Br J Ophthalmol 58 :806-810

15. Allen ED, Elkington AR (1980) Local anaesthesia and the eye. Br J Anaesth 52:689-694

16. Altemeyer KH, Schultz M, Mehrkens HH, Heinz E, Dick W (1984) Präoperative Befunderhebung durch eine Anästhesie-Ambulanz - Auswertung der Ergebnisse bei 2500 Patienten. Anästh Intensivmed 25:1-7

17. Antal M (1978) Ketamine anesthesia and intraocular pressure. Ann Ophthalmol 10:1281-1284

18. Apivor D, Ravi PK (1976) Ketamine and the ocularcardiac reflex - Dysrhythmia in pediatric strabismus surgery: the role of intravenous atropine. Anaesthesia 31:18-22

19. Arnetz BB (1985) Endocrine reactions during standardized surgical stress: The effects of age and methods of anaesthesia. Age Ageing 14:96-101

20. Artis M, Wasmer MC, Picard JM (1979) Anaesthésie en ophtalmologie chez le vieillard - à propos 120 cas. Anesth Analg (Paris) 36:331-335

21. Aschner B (1908) Über einen bisher noch nicht beschriebenen Reflex vom Auge auf Kreislauf und Atmung. Verschwinden des Radialispulses bei Druck auf das Auge. Wien Klin Wochenschr 21:1529-1530

22. Auerbach S (1973) Trait-state anxiety and adjustment to surgery. J Consult Clin Psychol 40:264-271

23. Ausinch B, Graves SA, Munson ES, Levy NS (1975) Intraocular pressures in children during isoflurane and halothane anesthesia. Anesthesiology 42:167-172

24. Backer CL, Tinker JH, Robertson DM (1979) Myocardial reinfarction following local anesthesia. Anesthesiology 51:61

25. Backer CL, Tinker JH, Robertson DM, Vliestra RE (1980) Myocardial reinfarction following local anesthesia for ophthalmic surgery. Anesth Analg (Cleve) 59:257-262

26. Badrinath SK, Vazeery A, McCarthy RJ, Ivankovich AD (1986) The effect of different methods of inducing anesthesia on intraocular pressure. Anesthesiology 65:431-435

27. Balamoutsos NG, Tsakona H, Kanakoudes PS, Iliadelis E, Georgiades CG (1983) Alcuronium and intraocular pressure. Anesth Analg (Cleve) 62:521-523

28. Beck P, Grosby H, Husum B, Rafaelsen L (1984) Generalized anxiety or depression measured by the hamilton anxiety scale and the melancholia scale in patients before and after cardiac surgery. Psychopathology 17:253-263

29. Beltranena HP, Vega MJ,Kirk N, Blankenship G (1981) Inadvertent intravascular bupivacaine injection following retrobulbar block. Reg Anaesth (Greenwich) 6:148-152

30. Beltranena HP, Vega MJ, Garcia JJ, Blankenship G (1982) Complications of retrobulbar marcaine injection. J Clin Neuro-Ophthalmol 2:159-162

31. Benzer H, Kacetl E, Muhar F, Rauter G, Thoma H (1968) Pulsfrequenzmessung bei Operationen am Auge. Anaesthesist 17:157-163

32. Birks D, Carr D (1975) Value of general anaesthesia in cataract surgery. Trans Ophthal Soc UK 95:15

33. Blanc VF, Hardy JF, Milot J, Jacob JL (1983) The oculocardiac reflex: a graphic and statistical analysis in infants and children. Can Anaesth Soc J 30:360-369

34. Bowen DJ, McGrand JC, Palmer RJ (1976) Intraocular pressures after suxamethonium and endotracheal intubation in patients pretreated with pancuronium. Br J Anaesth 48:1201-1205

35. Bowen DJ, McGrand JC, Hamilton AG (1978) Intraocular pressures after suxamethonium and endotracheal intubation. Anaesthesia 33:518-522

36. Brinkley JR, Henrick (1984) A vascular hypotension and bradycardia following intraocular injection of acetylcholine during cataract surgery. Am J Ophthalmol 97:40-42

37. Buschmann W, Duzanec Z (1985) Die Bedeutung des Anaesthesieverfahrens und anderer Faktoren für die Häufigkeit explusiver Blutungen. Fortschr Ophthalmol 82:161-164

38. Byer NE (1975) Breathing mask for local anesthesia. Trans Am Acad Ophthalmol Otolaryngol 79:406-407

39. Caprioli J, Sears ML (1983) Caution on the preoperative use of topical timolol. Am J Ophthalmol 95:561-562

40. Carballo AS (1965) Succinylcholin and acetazolamide (Diamox) in anaesthesia for ocular surgery. Can Anaesth Soc J 12:486-498

41. Carpell EF (1978) A new surgical drape support. Am J Ophthalmol 85:716

42. Chandordar AG, Albal MV (1975) Modulations in intraocular pressure under ketamine anaesthesia. Indian J Ophthalmol 23 I:22-24

43. Chang JL, Gonzales-Abola E, Larson CE, Lobes L (1984) Brain stem anesthesia following retrobulbar block. Anesthesiology 61:789-790

44. Collet J (1972) Comparison of the action of two short acting iv anaesthetics on the iopressure Methohexital and Propanidid. Acta Anaesthesiol Belg 23:104-121

45. Cook JH (1981) The effect of suxamethonium on intraocular pressure. Anaesthesia 36:359-365

46. Couch JA, Ettingham RJ, Magauran DM (1979) The effect of thiopentone and fazadinium on intraocular pressure. Anaesthesia 34:586-591

47. Craythorne NWB, Rottenstein HS, Dripps RD (1960) The effect of succinylcholine on intraocular pressure in adults, infants and children during general anesthesia. Anesthesiology 21:59-63

48. Cullen DJ (1971) The effect of pretreatment with nondepolarizing muscle relaxants on the neuromuscular blocking action of succinylcholine. Anesthesiology 35:572-578

49. Cunningham AJ (1983) Diazepam and intraocular pressure. Anaesthesia 38:814-815

50. Cunnigham AJ, Berry P (1986) Intraocular pressure - physiology and implications for anaesthetic management. Can Anaesth Soc J 33:195-208

51. Cunningham AJ, Albert O, Cameron J, Watson AG (1981) The effect of intravenous diazepam on rise of intraocular pressure following succinylcholine. Can Anaesth Soc J 28:591-596

52. Cunnigham AJ, Kelly CP, Farmer J, Watson AG (1982) The effect of metocurine and metocurine-pancuronium combination on intraocular pressure. Can Anaesth Soc J 29:617-621

53. Dash HH, Arora MK, Kaul HL, Saxena N, Kumar S (1983) Anaesthetic problems in retinal detachment surgery (an evaluation of 270 anaesthetics). Indian J Ophthalmol 31:11-14

54. Dickmann P, Goecke M, Wiemers K (1969) Beeinflussung der intraocularen Drucksteigerung nach Succinylcholin durch depolarisationshemmende Relaxantien. Anaesthesist 18:370-372

55. Dillon JB, Sabawala P, Taylor DB, Gunter R (1957) Depolarizing neuromuscular blocking agents and intraocular pressure in vivo. Anesthesiology 18:439-442

56. Duncalf D (1969) Anaesthesie für ophthalmologische Operationen. Prakt Anaesth 4:13-16

57. Duncalf D (1975) Anesthesia and intraocular pressure. Bull N Y Acad Med 51:374-379

58. Duncalf D, Foldes FF (1973) Effect of anesthetic drugs and muscle relaxants on intraocular pressure. Int Ophthalmol Clin 13:21-26

59. Duncalf D, Weitzner SW (1963) The influence of ventilation and hypercapnea on intracular pressure during anesthesia. Anesth Analg 42:232-259

60. Dworacek B (1982) Pharmacological aspects of anaesthesia for implantation of the artificial lens. Doc Ophthalmol 53:173-177

61. Eakins KE, Katz RL (1966) The action of succinylcholine on the tension of extraocular muscle. Br J Pharmacol 25:205-211

62. Ehrenberg M, Skalak C, Machemer R (1983) Postoperative emesis in vitreoretinal surgical patients. Albrecht von Graefes Arch Clin Exp Ophthalmol 221:68-69

63. Feneck RO, Cook JH (1983) Failure of diazepam to prevent the suxamethonium-induced rise in intra-ocular pressure. Anaesthesia 38:120-127

64. Feneck RO, Durkin MA (1987) A comparison between the effects of fentanyl, droperidol with fentanyl and halothane anaesthesia on intra-ocular pressure in adults. Anaesthesia 42:266-269

65. Flier FJ, Smorenburg JMJ, Ent CK van der, Bonke B, Rupreht J (1986) Postnarkotische Erinnerungsfähigkeit, Angst und Träume bei chirurgischen Patienten. Anaesthesist 35:609-612

66. Fragen RJ, Hauch T (1981) The effect of midazolam maleate and diazepam on intraocular pressure in adults. Arzneimittelforschung 31:2273-2275

67. Friedman E, Chandra SE (1972) Choroidal blood flow - III Effects of oxygen and carbon dioxide. Arch Ophthalmol 87:70-71

68. George R, Nursingh A, Downing JW, Welsh NH (1979) Non-depolarizing neuromuscular blockers and the eye: a study of intraocular pressure. Br J Anaesth 51:789-792

69. Gerstenblith G, Lakatta EG, Weisfeldt ML (1976) Age changes in myocardial function and exercise response. Prog Cardiovasc Dis 19:1-21

70. Giala MM, Balamoutsos NG, Tsakona EA, Vasiliadou S, Macris SG 1979) Failure of gallamine to inhibit succinylcholine-induced increase in intraocular pressure. Anesthesiology 51 :578-579

71. Gobel FL, Nordstrom LA, Nelson RR (1978)The rate-pressure product as an index of myocardial oxygen during static and dynamic exercise. Circulation 50:1179

72. Gross G, Hillmann G, Täumer R (1980) Bericht über 4055 Kataraktoperationen auf einer Belegabteilung - mit besonderer Berücksichtigung der Anästhesie. Klin Monatsbl Augenheilkd 176:808-812

73. Haigh JD, Nemoto EM, Bleyaert AL (1984) Influence of atracurium and succinylcholine on intraocular pressure and intracranial hypertension in monkeys. Anesthesiology 61:A 371

74. Hains J (1968) Glaucoma associated with suxamethonium apnoea. Anaesthesia 28:438-439

75. Hallermann H, Rüdiger J (1976) Zwischenfälle und Letalität bei Augenoperationen. Klin Monatsbl Augenheilkd 169:700-707

76. Hamilton RC (1985) Brain stem anesthesia following retrobulbar blockade. Anesthesiology 63:688-690

77. Hart W, Stoeckel H (1971) Allgemeinanästhesie in der operativen Ophthalmologie. Prakt Anästh 6:73-84

78. Hempel V, Lenz G (1982) Lokalanästhetika - Wirkungsweise, Eigenschaften, Pharmakokinetik und Toxizität. Anästh Intensivmed 23:337-345

79. Heuser D,Gieler J, Jehnichen R (1980) Ein Verfahren zur kontinuierlichen Registrierung sagittaler Verschiebungen des Iris-Linsen-Diaphragmas im tierexperimentellen Modell. In: Naumann GOH, Gloor B (Hrsg) Wundheilung des Auges und ihre Komplikationen. Bergmann, München, S 71-72

80. Hirlinger WK, Wick C, Stodtmeister R (1986) Vergleichende Untersuchungen zum Verhalten des introkularen Druckes unter Narkoseeinleitung mit Diazepam und Midazolam. Anästh Intensivther Notfallmed 21:324-326

81. Hofmann H (1953) Die Wirkung von Muskelrelaxantien am Auge. Klin Monatsbl Augenheilkd 130:32-37

82. Hofmann H, Holzer H (1953) Die Wirkung von Muskelrelaxantien auf den intraokularen Druck. Klin Monatsbl Augenheilkd 123:1-16

83. Holloway KB (1980) Control of the eye during general anaesthesia for intraocular surgery. Br J Anaesth 52:671-679

84. Hollwich F, Brandt HP, Zintl F (1965) Der oculocardiale Reflex aus augenärztlicher Sicht. Med Klin 60:170-172

85. Hommer K, Necek S, Wietzorrek H, Bergmann H, Löbl J (1981) Allgemeinanästhesie bei Augenoperationen. Klin Monatsbl Augenheilkd 178:382-385

86. Honegger H, Kaden G (1984) Prämedikation bei Lokalanästhesie. Fortschr Ophthalmol 81:234-237

87. Hvidberg A Kessing V, Fernandes A (1981) Effect of changes in pCO_2 and body positions on intraocular pressure during general anaesthesia. Acta Ophthalmol (Copenh) 59:465-475

88. Ivankovic AD, Lowe MJ (1969) Influence of methoxyflurane and neuroleptic anesthesia on intraocular pressure in man. Anesth Analg 48:933-938

89. Jacobs IH (1983) Use of stereo headphones for patient relaxation and surgical drape support during local anesthesia. Ophthalmic Surg 14:356-357

90. Javitt JC, Addiego R, Friedberg HL, Libonati MM, Leahy JJ (1987) Brain stem anesthesia after retrobulbar block. Ophthalmology 94:718-724

91. Jedeikin R, Hoffmann S (1977) The ocularcardiac reflex in eye surgery. Anesth Analg 56:333-334

92. Johnston M (1980) Anxiety in surgical patients. Psychol Med 10:145-152

93. Joshi C, Bruce DL (1975) Thiopental and succinylcholine action on intraocular pressure. Anesth Analg 54:471-475

94. Kalff G, Linzen M (1969) Über den Einfluß von N-allyl-nortoxiferin (Alloferin®) und Propanidid (Epontol®) auf den Augeninnendruck. Anaesthesist 18:217-219

95. Kammann J, Purschke R, Schemmann D (1982) Kardiale Risikopatienten mit Hypertonie - Welches Anästhesieverfahren bei intraocularen Eingriffen? Fortschr Ophthalmol 79:226-228

96. Katz RL, Eakins KE (1968) Mode of action of succinylcholine in intraocular pressure. J Pharmacol Exp Ther 162:1-9

97. Katz RL, Eakins KE, Lord CO (1968) The effects of hexafluorenium in preventing the increase in intraocular pressure produced by succinylcholine. Anesthesiology 29:70-78

98. Kern R (1977) Vor- und Nachteile der Allgemeinnarkose bei Augenoperationen aus der Sicht des Ophthalmochirurgen. Klin Monatsbl Augenheilkd 170:332-336

99. Khouri G (1982) Dynamics of intraocular pressure and effects of anesthesia. Middle East J Anaesthesiol 6:443-451

100. King J (1975) A new drape ventilator. Trans Am Acad Ophthalmol Otolaryngol 79:421

101. Kirsch RE, Steinman W (1955) Digital pressure, an important safeguard in cataract surgery. Arch Opthalmol 54:637-646

102. Klöss T, Heipertz W, Wessolly J (1986) CO_2-Rückatmung bei Lokalanästhesien in der Augenheilkunde. 7. Internationales Symposion für Anästhesie-, Reanimations- und Intensivbehandlungsprobleme (Flims-Waldhaus, 15.-22.3.1986)

103. Knitza R, Ciasen R, Theiß D, Cordes U (1980) Einfluß der Anästhesiemethode auf das Verhalten von Adrenalin und Noradrenalin während Anästhesie und Operation. In: Wüst HJ, Zindler M (Hrsg) Neue Aspekte der Regionalanästhesie 1. Springer, Berlin Heidelberg New York, S 103-111

104. Kobel M, Rifat K, Roth A (1984) L´accumulation de CO_2 sous le champ opératoire des interventions ophtalmologiques en anesthésie locale. Ophthalmologica 188:135-140

105. Konchigeri HN, Lee YE, Venugopal K (1979) Effect of pancuronium on intraocular pressure changes induced by succinylcholine. Can Anaesth Soc J 26:479-481

106. Krishna G, Rao CC, Haselby KA (1980) Anesthetic considerations for ophthalmic surgery in the pediatric patient. J Pediatr Ophthalmol Strabismus 17:287-291

107. Kronschwitz H, Mackensen G (1963) Erfahrungen mit der Vollnarkose in der Ophthalmochirurgie. Klin Monatsbl Augenheilkd 142:681

108. Krumeich J, Schottky H (1979) Ist die Lokalanästhesie in der intraokularen Chirurgie noch zulässig? Klin Monatsbl Augenheilkd 17:551-556

109. Krupin R, Oestrich CJ, Bass J, Podos SM, Becker B (1977) Acidosis, alkalosis and aqueous humor dynamics in rabbits. Invest Ophthalmol Vis Sci 16:997-1001

110. Kutschera E, Oberhummer W, Chmelizek F (1981) Allgemeinanästhesie in der Ablatiochirurgie. Klin Monatsbl Augenheilkd 179:481-482

111. Lakatta EG, Gerstenblith G, Angell CS (1982) Diminished inotropic response of aged myocardium to catecholamines. J Gerontol 37:156-160

112. Laux L, Glanzmann P, Schaffner P, Spielberger CD (ohne Jahresangabe) Das State-Trait-Angstinventar - Theoretische Grundlagen und Handanweisung. Beltz, Weinheim

113. Lefrak SS, Campbell EJ, Lippmann MB (1986) Structure and function of the aging respiratory system. In: Stephen CR, Richard AE (eds) Geriatric anesthesia: Principles and practice. Butterworth, Boston, pp 55-86

114. LeMay M (1980) Aspects of measurement in ophthalmology. Br J Anaesth 52:655-662

115. Lerman J, Kiskis AA (1984) Effects of high-dose pancuronium and endotracheal intubation on intraocular pressure in children. Anesthesiology 61:A 434

116. Lerman J, Kiskis AA (1985) Effects of intravenous lidocaine and high-dose pancuronium on intraocular pressure in children. Anesth Analg 64:245

117. Lincoff HA, Ellis CH, DeVoe AG, DeBeer EJ, Impastato DJ, Berg S, Orkin L, Magda H (1955) The effect of succinylcholine on intraocular pressure. Am J Ophthalmol 40:501-510

118. Link J, Schlagenhaufer S, Reinhardt K, Piepenbrock S, Kersting T (1982) Intraoperativer Hypertonus bei Cholecystektomien unter verschiedenen Anästhesieverfahren. Anaesthesist 31:481

119. Linn BS, Linn MW, Jensen J (1983) Surgical stress in the healthy elderly. J Am Geriatr Soc 31:544-548

120. Litwiller RW,DiFazio CA, Rushia EL (1975) Pancuronium and intraocular pressure. Anesthesiology 42:750-752

121. Lotz P, Heise U, Schäffer J, Wollinsky KH (1984) Die Wirkung einer intraoperativen PEEP-Beatmung und einer postoperativen CPAP-Atmung auf die postoperative Lungenfunktion bei Oberbaucheingriffen. Anaesthesist 33:177-188

122. Lynch S, Wolf GL, Berlin I (1974) General anesthesia for cataract surgery: a comparative review of 2217 consecutive cases. Anesth Analg (Cleve) 53:909-913

123. L´Allemand H (1975) Die Neuroleptanalgesie bei operativen Eingriffen in der Augenheilkdunde. In: Rügheimer H, Heitmann D (Hrsg) Die Neuroleptanalgesie - Bilanz einer Methode. Thieme, Stuttgart

124. Mac Diarmid IR, Holloway KB (1976) Factors affecting intraocular pressure. Proc R Soc Med 69:601-602

125. Machemer R, Parel JM, Hickingbotham D (1980) Support and air supply tube for vitreous surgery. Arch Ophthalmol 98:154

126. Macri FJ (1961) Vascular pressure relationship and intraocular pressure. Arch Ophthalmol 65:571-574

127. Macri FJ (1961) Interdependence of venous and eye pressure. Arch Ophthalmol 65:442-449

128. Magora F, Collins VJ (1961) The influence of general anesthetic agents on intraocular pressure in man. Arch Ophthalmol 66:806-811

129. Mahajan RP, Grover VK, Sharma SL, Singh H (1987) Intraocular pressure changes during muscular hyperactivity after general anesthesia. Anesthesiology 66:419-421

130. Maharaj RJ, Humphrey D, Kaplan N, Kadwa H, Blignaut P, Brock-Utne JG, Welsh N (1984) Effects of atracurium on intraocular pressure. Br J Anaesth 56:459-463

131. Martin JJ, Phifer JL, Koch WE (1976) The efficacy of general anesthesia for cataract surgery. Ophthalmic Surg 7:89-92

132. Martinez-Urrutia A (1975) Anxiety and pain in surgical patients. J Consult Clin Psychol 43: 437-442

133. Mekler G, Parant JM, Hachet E, Laxenaire MC (1986) Retrobulbar anaesthesia for cataract surgery revisited. Ann Fr Anesth Réanim 5:419-423

134. Merli GJ, Weitz H, Martin JH (1986) Cardiac dysrhythmias associated with ophthalmic atropine. Arch Intern Med 146:45-47

135. Meyers EF (1985) Brain-stem anesthesia after retrobulbar block. Arch Ophthalmol 103:1278-1282

136. Meyers EF, Krupin T, Johnson M, Zink H (1978) Failure of nondepolarising neuromuscular blockers to inhibit succinylcholine-induced increased intraocular pressure, a controlled study. Anesthesiology 48:149-151

137. Meyers EF, Singer P Otto A (1980) A controlled study of the effect of succinylcholine self-taming on intraocular pressure. Anesthesiology 53:72-74

138. Meythaler FH, Naumann GOH (1987) Direkte Optikus- und Retinaverletzung durch retrobulbäre Injektionen. Klin Monatsbl Augenheilkd 190:201-204

139. Meythaler FH, Naumann GOH (1987) Intraokulare ischämische Infarkte bei Injektionen in das Lid und parabulbär (ohne Bulbusperforation). Klin Monatsbl Augenheilkd 190:474-477

140. Milkowski S (1980) A case of attacks of excessively strong autonomic system discharges caused by fear of operation for senile cataract. Wiad Lek 33:1999-2002

141. Miller RD, Way WL, Hickey RF (1968) Inhibition of succinylcholine induced increased intraocular pressure by non-depolarizing muscle relaxants. Anesthesiology 29:123-126

142. Mirakhur RK (1985) Anaesthetic management of vitrectomy. Ann R Coll Surg Engl 67:34-36

143. Mirakhur RK, Shepherd WFI, Darrah WC (1987) Propofol or Thiopentone: Effects on intraocular pressure associated with induction of anaesthesia and tracheal intubation (Facilitated with suxamethonium). Br J Anaesth 59:431-436

144. Mukherjee P Bose N, Mukherji R (1979) Effects of different types of pulmonary ventilation on intra-ocular pressure under general anaesthesia. Indian J Ophthalmol 27:20-23

145. Naumann GOH, Eisert S, Gieler J, Baur KF (1977) Kontrollierte Hypotension durch Natrium-Nitroprussid bei der Allgemeinnarkose für schwierige intraokulare Eingriffe. Klin Monatsbl Augenheilkd 170:922-925

146. Nevyas HJ (1979) A wireform surgical drape-retractor. Am J Ophthalmol 88:123-124

147. Pandey K, Badola RP, Kumar S (1972) Time course of intraocular hypertension produced by suxamethonium. Br J Anaesth 44:191-195

148. Pearce JL (1982) General and local anaesthesia in eye surgery. Trans Ophthal Soc UK 102:31

149. Pecold K (1967) Prophylaxe der Augeninnendrucksteigerung nach Succinylcholin. Anaesthesist 16:171-172

150. Peuler JD, Johnson GA (1977) Simultaneous single isotope radioenzymatic assay of plasma norepinephrine, epinephrine and dopamine. Life Sci 21:625-636

151. Peuler M, Glass DD, Arens JF (1975) Ketamine and intraocular pressure. Anesthesiology 43:575-578

152. Pihlajaniemi R, Helve J (1977) Perioperative blood pressure control in ophthalmological anaesthesia. Acta Anaesthesiol Scand 21:240-244

153. Pino-Capote JA (1978) Decrease in intraocular pressure produced by iv and conjunctival diazepam. Br J Anaesth 50:865

154. Podlesch I, Görtz H, Quint K (1968) Über Indikationen und Komplikationen der Allgemeinnarkose in der Ophthalmologie. Klin Monatsbl Augenheilkd 152:405-417

155. Pöntinen PJ (1966) The importance of the oculocardiac reflex during ocular surgery. Acta Ophthalmol [Suppl] (Copenh) 86

156. Presbitero JV, Ruiz RS, Rigor BM, Drouilhet JH, Reily EL (1980) Intraocular pressure during enflurane and neurolept anesthesia in adult patients undergoing ophthalmic surgery. Anesth Analg 59:50-54

157. Purschke R, Hassouna I (1973) Der Einfluß von Ketamin auf den intraokularen Druck. Prakt Anästh 8:227-231

158. Quigley HA (1974) Mortality associated with ophthalmic surgery. Am J Ophthalmol 77:517-524

159. Radtke N, Waldman J (1975) The influence of enflurane anesthesia on intraocular pressure in youths. Anesth Analg 54:212-215

160. Rainin EA, Carlson BM (1985) Postoperative diplopia and ptosis. A clinical hypothesis based on the myotoxicity of local anesthetics. Arch Ophthalmol 103:1337-1339

161. Robertson GS, Gibson PF (1968) Suxamethonium and intraocular pressure. Anaesthesia 23:342-348

162. Romano PE, Robinson JA (1981) General anesthesia morbidity and mortality in eye surgery at a children´s hospital. J Pediatr Opthalmol Strabismus 18:17-21

163. Rose NM, Adams AP (1980) Normocapnic anaesthesia with enflurane für intraocular surgery. Anaesthesia 35:569-575

164. Rosen DA (1962) Anaesthesia in ophthalmology. Can Anaesth Soc J 9:545-549

165. Rosenblatt RM May DR, Barsoumian K (1980) Cardiopulmonary arrest after retrobulbar block. Am J Ophthalmol 90:425-427

166. Rubli E (1971) Tonometrie in Narkose. Anaesthesist 20:337-343

167. Runciman JC, Bowen-Wright RM, Welsh NH, Downing JW (1980) Intra-ocular pressure changes during halothane and enflurane anaesthesia Br J Anaesth 50:371-374

168. Sallman L von, Lowenstein O (1955) Responses of intraocular pressure, blood pressure on cutaneous vessels to electric stimulation in the diencephalon. Am J Ophthalmol 39:11-29

169. Salomon F, Körprich R, Biscoping J, Bitterich A, Hempelmann G (1986) Plasmaspiegel von Lokalanästhetika nach örtlicher Betäubung am Auge. Fortschr Ophthalmol 83:335-337

170. Saltzman HA, Anderson B, Hart L, Duffy E, Sieker O (1965) The retinal vascular and functional response to hyperbaric oxygenation in normal subjects and in patients with retinal vascular disease. In: Hyperbaric oxygenation. Proceedings of the Second International Congress. Livingstone, London, pp 202-212

171. Samuel JR, Beaugié (1974) A Effect of carbon dioxide on the intraocular pressure in man during general anaesthesia. Br J Ophthalmol 58:62-67

172. Sármány BJ (1967) Über die Wirkung verschiedener Narkotika auf den intraoculären Druck. Anaesthesist 16:296-298

173. Sármány BJ (1969) Weitere Untersuchungen über die Wirkung der Narkotika auf den intraocularen Druck mit besonderer Berücksichtigung der Neuroleptanalgesie (NLA). Anaesthesist 18:72-74

174. Schäffer J, Panning B, Piepenbrock S, Sybrecht GW (1986) Qualitätssicherung bei Blutgasanalysen bei der Verwendung verschiedener Spritzenarten. Intensive Care Med 12:[Suppl] 239

175. Schäffer J, Piepenbrock S, Niekrens E, Panning B (1988) Nalbuphin im Vergleich mit Piritramid und Placebo zur postoperativen Schmerztherapie nach Intubationsnarkosen mit Halothan - Nebenwirkungen und Wirksamkeit. Anaesthesist 37:238-245

176. Scheurecker F, Thalhammer F (1977) Zur Ketaminmononarkose für Schieloperationen im Kindesalter. Klin Monatsbl Augenheilkd 171:122-128

177. Schiötz HJ (1925) Tonometry. Br J Ophthalmol 9:145-148

178. Schleussner E, Hempelmann G (1980) Anästhesiologische Gesichtspunkte bei intraokularen Eingriffen unter Berücksichtigung der Implantation intraokularer Linsen. Adv Ophthalmol 41:90-102

179. Schneider MJ, Stirt JA, Finholt DA (1986) Atracurium, vecuronium, and intraocular pressure in humans.Anesth Analg 65:877-882

180. Schwartz H (1971) Oculocardiac reflex: is prophylaxis necessary? In: Mark LC, Ngai SH (eds) Highlights in anesthesiology. Harper & Row, New York, pp 111-114

181. Scott DB, Cousins MJ (1980) Clincal pharmacology of local anesthetic agents. In: Cousins MJ, Bridenbaugh PO (eds) Neural blockade in clinical anesthesia and management of pain. Lippincott, Philadelphia Toronto, p 88

182. Searle JF, Thomsitt J (1977) Anaesthesia for cataract surgery. Trans Ophthal Soc UK 97:109-111

183. Self WA, Ellis PP (1977) The effect of general anesthetic agents on intraocular pressure. Surv Ophthalmol 21:494-500

184. Sia RL, Rashkovsky OM (1981) Org NC 45 and intraocular pressure during anesthesia. Acta Anaesthesiol Scand 25:219-221

185. Singh G (1985) Cryoextraction versus forceps extraction und general versus local anesthesia. Ann Ophthalmol 17:535-538

186. Smith GB (1983) Ophthalmic Anaesthesia. Arnold, London

187. Smith JL (1981) Retrobulbar marcaine can cause respiratory arrest. J Clin Neuroophthalmol 1:171-172

188. Smith JL (1982) Retrobulbar bupivacaine can cause respiratory arrest. Ann Ophthalmol 14:1005-1006

189. Smith RB, Leano N (1973) Intraocular pressure following pancuronium. Can Anaesth Soc J 20:742-746

190. Smith RB, Babinski M, Leano N (1979) The effect of lidocaine on succinylcholine-induced rise in intraocular pressure. Can Anaesth Soc J 26:482-483

191. Smith RB, Aass AA, Nemoto EM (1981) Intraocular and intracranial pressure during respiratory alkalosis and acidosis. Br J Anaesth 53:967-972

192. Smorenburg JMJ,Ent CK van der, Bonke B (1986) Note on the validity of the dutch state-trait anxiety inventory with surgical patients. Psychol Rep 59:1333-1334

193. Snow JC, Sensel S (1966) Cataract extraction under local and general anesthesia at the Massachusetts Eye and Ear Infirmary. Anesth Analg (Cleve) 45:742-747

194. Sobel AM (1962) Hexafluorenium, succinylcholine and intraocular pressure. Anesth Analg 41:399-405

195. Sonntag H, Merin RG, Donath U, Radke J, Schenk HD (1979) Myocardial metabolism and oxygenation in man awake and during halothane anesthesia. Anesthesiology 51:204-210

196. Spielberger CD, Auerbach SM, Wadsworth AP, Dunn TM, Taulbee ES (1973) Emotional reactions to surgery. J Consult Clin Psychol 40 :33-38

197. Spissakova B (1981) Premedikácia a anestéza v oftalmochirurgii.Cesk Oftalmol 37:129-131

198. Stark WJ, Leske MC, Worthen DM, Murray GC (1983) Trends in cataract surgery and intraocular lenses in the United States. Am J Ophthalmol 96:304-310

199. Steward DJ (1983) Anticholinergic premedication for infants and children. Can Anaesth Soc J 30:325-326

200. Sullivan KL, Brown GC, Forman AR (1983) Retrobulbar anesthesia and retinal vascular obstruction. Ophthalmology 90:373-377

201. Takki S, Tammisto T (1980) Effects of anaesthesia and surgery on catecholamines. In: Stoeckel H, Oyama T (eds) Endocrinology in anaesthesia and surgery. Springer, Berlin Heidelberg New York, pp 69-75

202. Tammisto T, Hämäläinen L, Tarkkanen L (1965) Halothane and methoxyflurane in ophthalmic anaesthesia. Acta Anaesthesiol Scand 9:173-177

203. Tarnow J (1983) Anästhesie und Kardiologie in der Herzchirurgie. Springer, Berlin Heidelberg New York Tokyo, S 56

204. Tattersall MP, Manus NJ, Jackson DM (1985) The effect of atracurium or faszidinium on intra-ocular pressure A comparative study during induction of general anaesthesia. Anaesthesia 40:805-807

205. Thomson MF, Brock-Utne JG, Bean P, Welsh N, Downing JW (1982) Anaesthesia and intra-ocular pressure: a comparison of total intravenous anaesthesia using etomidate with conventional inhalation anaesthesia. Anaesthesia 37:758-761

206. Tolksdorf W (1985) Der präoperative Streß. Springer, Berlin Heidelberg New York Tokyo, S 29-41

207. Tolksdorf W, Andrianopolos I, Schmollinger U, Ewen T, Berlin J (1982) Zum präoperativen psychischen Befinden und Verhalten streßrelevanter Parameter bei chirurgischen Patienten unter klinischen Bedingungen. Anästh Intensivther Notfallmed 17:21-28

208. Tucker TG, Mather LE (1980) Absorption and disposition of local anesthetics: Pharmacokinetics. In: Cousins MJ, Bridenbaugh PO (eds) Neural blockade in clinical anesthesia and management of pain. Lippincott, Philadelphia Toronto, p 61

209. Van den Berg AA, Lambourne A, Yazji NS, Laghari NA (1987) Vomiting after ophthalmic surgery. Anaesthesia 42:270-276

210. Verma RS (1979) Self-taming of succinylcholine-induced fasciculations and intraocular pressure. Anesthesiology 50:245-247

211. Warner DO (1987) Atracurium for open eye injuries. Anesthesiology 66:579

212. Wesley RE Halpin M (1981) Use of venturi entrainment mask for high-flow ventilation of patients submitting ophthalmic surgery under local anesthesia. Ophthalmic Surg 12:85-88

213. Wilkinson PL, Moyers JR, Ports T (1979) Rate-pressure product and myocardial oxygen consumption during exercise surgery for coronary artery bypass. Circulation 60 I:170

214. Wilson TM, Strang R, MacKenzie ET (1977) The response of the choroidal and cerebral circulations to changing arterial pCO_2 and acetazolamide in the baboon. Invest Ophthalmol Vis Sci 16:576-582

215. Witmer R (1977) Lokalanästhesie in der Ophthalmochirurgie. Klin Monatsbl Augenheilkd 170:329-332

216. Wolf GL, Lynch S, Berlin I (1975) Intraocular surgery with general anesthesia. Arch Ophthalmol 93:323-326

217. Wong KCK, Jenkins LC (1985) Anesthesia for ophthalmic surgery. Can J Ophthalmol 20:87-92

218. Wretlind A, Wahlin A (1959) The effect of succinylcholin on the orbital musculature of the cat. Acta Anaesth Scand [Suppl] 3:101

219. Yoshikawa K, Murai Y (1971) The effect of ketamine on intraocular pressure in children. Anesth Analg (Cleve) 50:199-202

220. Zauberman H (1985) Controlled retrobulbar anesthesia for ECCE and IOL implantation. Ophthalmic Surg 16:560-562

221. Zindel G, Meistelman C, Gaudy JH (1987) Effects of increasing enflurane concentrations on intraocular pressure. Br J Anaesth 59:440-443

14. [illegible] DM, [illegible] R, [illegible] EJ (19[illegible]) The response of the [illegible] and [illegible] conditions [illegible] arterial pCO_2 and [illegible] balance [illegible] [illegible] Intensive [illegible]

15. [illegible] R (19[illegible]) [illegible] anaesthesia [illegible] Memorial [illegible] Anaesthesist [illegible]

16. [illegible] J, [illegible] S, [illegible] (19[illegible]) [illegible] surgery [illegible] anaesthesia. Acta [illegible]

17. [illegible] RC, [illegible] (19[illegible]) Anesthesia [illegible] Clin [illegible] 20:[illegible]

18. [illegible] A, [illegible] A (19[illegible]) [illegible] Acta [illegible] Scand [illegible] (Suppl) [illegible]

19. [illegible] S, [illegible] Y (19[illegible]) The effect of [illegible] in [illegible] (Suppl) 5[illegible]

20. [illegible] ventilation. [illegible] 1[illegible]

21. [illegible] G, [illegible] C, [illegible] H (19[illegible]) Effects of [illegible] ventilation on [illegible] pressure. [illegible] 240:[illegible]

Sachverzeichnis